U0274106

# 医门推敲

## 中医鬼谷子杏林实践录

张胜兵◎主编

中国科学技术出版社

·北京·

**图书在版编目（CIP）数据**

医门推敲：中医鬼谷子杏林实践录 / 张胜兵主编. —北京：中国科学技术
出版社, 2016.8（2024.6重印）

ISBN 978-7-5046-7210-0

Ⅰ.①医… Ⅱ.①张… Ⅲ.①中医学–临床医学–经验–中国–现代 Ⅳ.①R249.7

中国版本图书馆CIP数据核字(2016)第185148号

| | | |
|---|---|---|
| 策划编辑 | 焦健姿 | |
| 责任编辑 | 焦健姿 | 王久红 |
| 装帧设计 | 长天印艺 | |
| 责任校对 | 龚利霞 | |
| 责任印制 | 徐　飞 | |

| | | |
|---|---|---|
| 出　　版 | 中国科学技术出版社 |
| 发　　行 | 中国科学技术出版社有限公司 |
| 地　　址 | 北京市海淀区中关村南大街16号 |
| 邮　　编 | 100081 |
| 发行电话 | 010-62173865 |
| 传　　真 | 010-62173081 |
| 网　　址 | http://www.cspbooks.com.cn |

| | | |
|---|---|---|
| 开　　本 | 710mm×1000mm　1/16 |
| 字　　数 | 182千字 |
| 印　　张 | 12.5 |
| 版　　次 | 2016年8月第1版 |
| 印　　次 | 2024年6月第5次印刷 |
| 印　　刷 | 河北环京美印刷有限公司 |
| 书　　号 | ISBN 978-7-5046-7210-0/R·1906 |
| 定　　价 | 46.00元 |

# 内容提要

　　中医鬼谷子（作者笔名）从医多年，临证颇丰。本书精心收载了作者临证多年心得之精华，更收录了乙肝转阴方、癌症方、不孕症方等大量民间绝学、不传秘方，堪称无价之宝。不忍藏私，收诸成册，首次公布。本书所载之方，均附有详细方药解析及精彩病案，条分缕析，演绎医门推敲之门径，诚为广大中医同道研读中医之佳作。

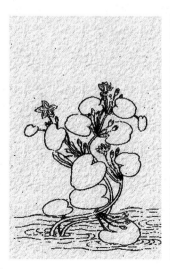
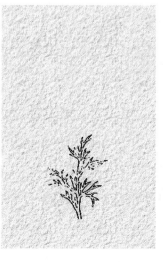
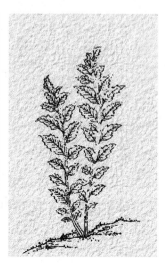

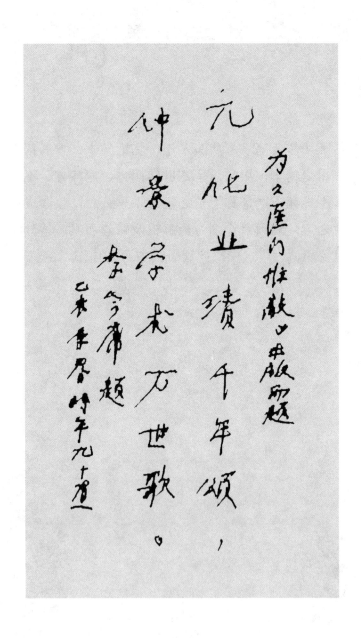

★ 国医大师李今庸教授为本书题词

医门推敲

李今庸署

---

　　**李今庸**，男，1925年出生，湖北枣阳市人。湖北中医药大学教授、当代著名中医学家、全国第一批名老中医学术经验继承人指导老师，全国著名中医泰斗，国医大师。

　　现任湖北中医药大学资深教授，并兼任中国中医科学院研究生部客座教授、长春中医学院客座教授、《新中医》顾问、《中医药学刊》顾问、中华中医药学会终身理事、全国李时珍学术研究会名誉主委、全国类风湿关节炎医疗中心网络及协作委员会高级顾问，中央卫生部、国家中医药管理局《中华医藏》专家委员会委员等职。

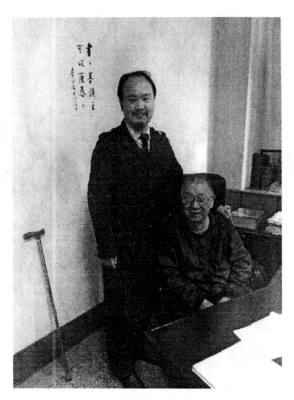

★　作者与恩师李今庸教授合影

张胜兵，号中医鬼谷子，祖籍湖北汉川。为中国著名中医学家、当代中医泰斗李今庸教授的关门弟子。曾先后抄方学习于著名的伤寒大师、全国名老中医李培生教授，著名金匮大师、全国名老中医田玉美教授，针灸习于著名针灸专家、宫廷御医第三代传人王修身教授。系统学习中医，本科毕业于湖北中医药大学针灸推拿专业，研究生毕业于安徽中医药大学中医内科专业，导师为安徽中医药大学一附院姚淮芳教授。

作者主张中医不能脱离民间。经常走访民间，遍访民间高人，收集民间土方、秘方、偏方，且常年行医于民间。并结合众师之长，融会贯通，逐渐整理总结形成自己独到的诊疗经验，并自成体系。临床擅长针灸与方药结合，针药并用，在内、外、妇、儿、男、皮肤等科疾病均有独到疗效。

# 序

为医者难，为良医者更难。

医者父母心，为医者须常怀慈悲心，治病救人，善莫大焉；此外，还须持仁术，辨证准确，技艺高超，方能药到病除，治病救人。然，高明的医术源自长期积累。只有熟读经典，采众家之长，广思博议，并重视临证，从中不断研习、领悟，才有可能成为一名良医。

中医药是一个伟大宝库，需要发掘，需要发扬光大，需要一代一代中医人去传承和发展。吾徒张胜兵，年少时便酷爱中医，饱读古籍，表现出惊人的中医天赋，并屡起沉疴，是难得的中医之才。如今他通过临床有所领悟，终著作成书，实属不易，余甚感欣慰。希冀吾徒以此书为始，不忘初心，常思进取，终成良医！为中医的传承作出更大贡献！同时望读者同道们能从中有所领悟，供临证中有所参详！

张胜兵研究生导师　姚淮芳
写于安徽中医药大学第一附属医院
丙申年初夏

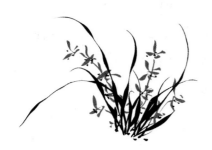

# 编者的话

孙思邈言："读方三年，便谓天下无病可治；及治病三年，乃知天下无方可用。"愚虽不才，亦有同感。

行医之初，愚常以古之经方套用于患者，显效者故有之，然时有效不佳者。愚窃以为经方乃古之圣贤留世之瑰宝，诚应发扬之，然时过境迁，斗转星移，三因皆有所易，正所谓"师古而不泥于古"，故经方亦可与时俱进，临证亦可润色之。故愚斗胆在临证时或将古之经方稍易之，抑或自拟效方以命名之，故本书所载之方皆为首创，且有临证验案佐证之方。然樵夫采于山林，渔夫网于河溪，愚本质拙，诚见识有限，又医本一家，故本书亦采用摘取同道观点及部分摘要，篇幅有限，有未能指明出处者，望同仁海涵。嗟呼，杏林浩瀚，药园无边，虽千言亦难道全，纵万语不可诉尽，故书中纰漏，敬望读者不吝教正，实为感荷。

古人云："不为良相，则为良医。"此话虽已是老生常谈，但毕竟道出古往今来仁人志士之心声。愚自知并无经天纬地之才，亦无仲景、景岳屡起沉疴之能，更无锡纯中西汇通之贤，然愿以毕生之力追古之贤能之尘，求医不止。愿与同道共勉。

又及：愚资质平平，幸得上天眷顾，成为一代国医大师、中医泰斗李今庸教授关门弟子。恩师在九十一岁高龄仍为本书题名、题词。在此谨向恩师致敬，并向所有为中医事业奋斗的前辈专家及同道致敬！

另，感谢愚之研究生导师姚淮芳教授在百忙之中为本书作序。

编　者
丙申年初春

# 医门推敲

## 中医鬼谷子杏林实践录

| 内科篇 · 妇科篇 · 其他篇 |

**001** 第一讲 内科篇

> 导语：这一讲为本书首篇，可谓句句皆呕心，字字尽沥血。每方、每药都竭力琢磨，仔细推敲，每篇均附有详细方解、药解、医案，且皆为真实临床所得。本篇所录多方为愚生平所集世外高人之秘方、验方，不忍藏私，尽数献出，以飨读者，同参共详。

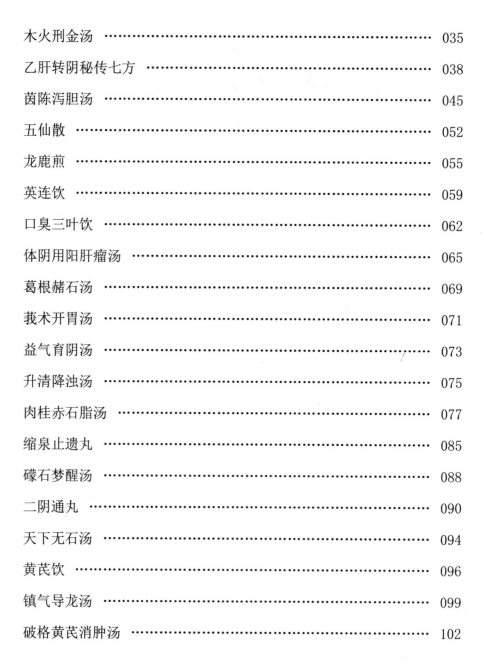

## 105  第二讲  妇科篇

导语：不少妇科病如采用西医手段多属扬汤止沸，难以根治。如闭经者予以黄体酮、避孕药之类，宫颈糜烂予以利普刀之属，不孕者或予以手术疏通输卵管，甚或试管婴儿，乳腺增生西医无药可开，竟在毫无辨证的情况下，西医医生开大量乳癖消之类的中成药，若遇月经不调，清一色开出益母草膏、乌鸡白凤丸，何故西医妇科医生大多不懂中医而开出大量中成药耶？盖因西医对妇科之多种疾病根本无药可开，遂仅看中成药说明书即开中成药，殊不知中医脱离辨证即是庸医，愚每见之，无不叹息。有鉴于此，愚将临床常见之各种妇科病之辨证分型皆列于本篇每章节之后，以供参考。

## 159　第三讲　其他篇

导语：本篇大部分为疼痛疾病，兼录肿瘤、骨科、五官科、皮肤科、男科、儿科等科的代表方，且都为临床所证实之效方，原稿在疼痛方面附有针灸治疗方案，然篇幅有限，故将针灸内容单独作一章节收录于续集之中。至于肿瘤、骨科、五官科、皮肤科、男科、儿科等科将在续集中详细论述，对其理、法、方、药亦会沿袭内科篇之风格，突出《医门推敲》精益求精之宗旨。

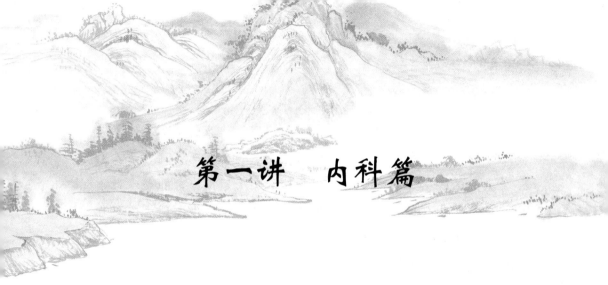

# 第一讲　内科篇

导语：这一讲为本书首篇，可谓句句皆呕心，字字尽沥血。每方、每药都竭力琢磨，仔细推敲，每篇均附有详细方解、药解、医案，且皆为真实临床所得。本篇所录多方为愚生平所集世外高人之秘方、验方，不忍藏私，尽数献出，以飨读者，同参共详。

## 关于推敲的典故

有一次，贾岛骑驴闯了官道。他正琢磨着一句诗，名叫《题李凝幽居》全诗如下："闲居少邻并，草径入荒园。鸟宿池边树，僧敲月下门。过桥分野色，移石动云根。暂去还来此，幽期不负言。"但他有一处拿不定主意，那就是觉得第二句中的"鸟宿池边树，僧推月下门"的"推"应换成"敲"。可他又觉着"敲"也有点不太合适，不如"推"好。不知是"敲"还是"推"好。嘴里就边推敲边念叨着。不知不觉地，就骑着毛驴闯进了大官韩愈（唐宋八大家之一）的仪仗队里。韩愈问贾岛为什么闯进自己的仪仗队。贾岛就把自己做的那首诗念给韩愈听，但是其中一句拿不定主意是用"推"好，还是用"敲"好的事说了一遍。韩愈听了，对贾岛说："我看还是用'敲'好，即使是在夜深人静，拜访友人，还敲门代表你是一个有礼貌的人！而且一个'敲'字，使夜静更深之时，多了几分声响。再说，读起来也响亮些。"贾岛听了连连点头称赞。他这回不但没受处罚，还和韩愈交上了朋友。推敲从此也就成为脍炙人口的常用词，用来比喻做文章或做事时，反复琢磨，反复斟酌。

# 老青龙汤

法半夏10g，生白芍10g，桂枝10g，炙甘草10g，干姜6g，细辛3g，五味子6g，人参10g，蛤蚧6g，紫石英（先煎）15g。

治体弱肾虚，寒饮停肺之或咳或喘，痰多而稀或成泡沫状，不得平卧，或喘不得眠，舌苔白滑，脉沉迟或弱者。

此方为《伤寒论》小青龙汤去麻黄，加人参、蛤蚧、紫石英而成，专门针对年老体弱肺肾两虚，寒饮停肺之证而设，故曰老青龙汤。

方中干姜温以化饮，细辛辛以散寒，五味子酸以敛肺，凡水饮射肺之咳喘，三药合用，无不效验，是为临床温肺化饮之经典药对。法半夏祛痰和胃而散结，防饮成痰；桂枝振胸阳而助干姜温化之功；生白芍益阴血而敛津液，为佐制之用；炙甘草益气和中，调和诸药；人参大补元气而扶正；紫石英温肺平喘，温肾助阳，镇心安神，对肺寒气逆，痰多咳喘而兼有肾阳亏虚者尤为适用，实乃画龙点睛之妙笔也。蛤蚧补肺益肾，纳气平喘，以摄气之下元。诸药合用，扶正祛饮，肺肾两补，咳喘自平也。

紫石英，甘，温。归心、肺、肾经。《神农本草经》："主心腹咳逆邪气，补不足。女子风寒在子宫，绝孕十年无子。久服温中，轻身延年。"此药纳入此方，真神来之笔也。

或问曰：补肾纳气之品甚多，如补骨脂、核桃、肉桂、冬虫夏草等，何故独用蛤蚧？

答曰：补骨脂、核桃虽可补肾纳气，但其力过缓，急则治其标，缓则治其本，此方为速效之方，故不用之；肉桂研粉吞服效价高于汤药后下者，而粉末者不利于咳喘之人，故弃用之；冬虫夏草虽肺肾两补，且能纳气，然其过于昂贵，实不易普及也；至于沉香、磁石之辈，虽皆能纳气，然全无补肺肾之功也；唯蛤蚧只归肺、肾二经，专走二脏，补肺益肾之力专，纳气平喘之功强，且其为血肉有情之品，能益精血，与人参同用以助其补益之功也。用药之妙，贵在一药多用，尽用其功，但观蛤蚧在此之用，诚可见一斑也。

2010年夏，安徽中医药大学一附院住院部干部病房心血管科，科室主任安徽名医胡业彬查房，愚与恩师姚淮芳随查。某媪，82岁，咳喘月余，西药中药尽用，皆无效。管床医师何佳知愚擅中医，遂交于愚处理之。愚细查之，此媪体弱住院已有3年之久，咳喘白色泡沫状痰涎，喘不得卧，夜不得眠，观其舌苔黄腻而滑，脉象芤数，但观其穿棉袄于炎热之夏。愚查其服过之中药30余剂，皆清热化痰之品，清金化痰之类，愚窃以为大谬矣。虽其舌苔黄腻而滑，脉象芤数，似有热象，然其咳喘乃为白色泡沫状痰涎，况其穿棉袄于炎热之夏，故愚以为其乃真寒假热，实则为寒饮停肺，肺肾两虚，寒极而热，故舌苔黄腻而滑，脉象芤数。如此简单之真寒假热缘何会被其他医生投以清热化痰之品，清金化痰之类？愚思之，芤数之脉是否被其认为是滑数之脉？滑数者如珠走盘，往来流利而数；芤数者中空如葱而数。滑数为湿热或痰热；而芤者主"气血伤耗精神损，自汗阳虚骨蒸深"，芤数为虚证是也，此二脉可谓天壤之别。中医基础之重要可见一斑。至于舍脉从症，舍症从脉，舍舌从脉，舍脉从舌，真寒假热，假热真寒，上寒下热，上热下寒，寒包热，热包寒等，临证需要仔细观察，去伪存真，明察秋毫，方能准确辨证论治，不至于沦为误人之庸医也。老青龙汤便是愚在此种情况之下所创。愚以为咳喘白色泡沫状痰涎者必为寒饮，然此媪并无表证，故不能投以小青龙汤原方，须去麻黄，又其住院3年，咳喘月余，年岁已过八旬，肺、肾两虚无疑，又久病及肾，肾不纳气必有之，故加人参以大补元气，紫石英温肺平喘，温肾助阳，镇心安神，蛤蚧补肾纳气，又助人参益精血，此方即成，因其治疗老人体虚咳喘，又为小青龙汤变化而来，故命名为老青龙汤。然此媪穿棉袄于炎热之夏，舌苔黄腻而滑，脉象扤数，寒极生热之象尽显，故在老青龙汤基础上加黑附子30g，以助火散寒，则假热自退，此《黄帝内经》之热因热用也。遂投方如下：法半夏10g，生白芍10g，桂枝10g，炙甘草10g，干姜6g，细辛3g，五味子6g，人参10g，蛤蚧6g，紫石英15g，黑附子（先煎）30g。服药2剂后痊愈，皆为之奇。正所谓"吃药不对方，吃药用船装"，观此病案，诚如是也。

某翁，78岁，咳喘不得卧半月余，西医予以静脉滴注头孢哌酮舒巴坦、阿奇霉素、氨茶碱1周，皆无效，遂慕名寻求中医于愚之门诊，愚观其痰多而稀，咳引腰痛，舌苔白滑，脉沉迟。愚不假思索，立投老青龙汤原方，1剂痊愈。由于此方在临床中创造多次奇效之验案，愚不敢私藏，且归属肺系咳喘门，故愚将此方列于内科篇第一个方剂，望能造福众人。

## 临江仙——老青龙汤

干姜细辛五味，温肺化饮最贵。
法夏桂枝炙甘草，助阳化痰好，白芍生用早。

大补元气人参，纳肾气蛤蚧珍。
老人体弱又咳喘，寒饮停肺转，石英紫色选。

# 青龙吞冰饮

---

法半夏10g，桂枝10g，炙甘草10g，干姜6g，细辛3g，五味子6g，薤白10g，郁金10g，浙贝母10g，陈皮10g，莱菔子10g，旋覆花（包煎）10g，威灵仙60g。

---

治背冷或作胀或自觉背部寒冷如冰如掌大而证属痰饮内伏；或有咳喘清稀痰涎或泡沫状痰；或胸闷或心下痞结或气机上逆，舌淡苔腻或滑，脉滑或弦紧。

《金匮要略·痰饮咳嗽病脉证并治》："夫心下有留饮，其人背寒冷如掌大。"患者自觉背部寒冷如冰，西医体检一切正常，无法治疗，然患者痛苦不堪，殊不知张仲景早在1800多年就提出此乃心下留饮作祟尔，痰饮内伏，阳气被遏，是故背冷如冰也。

或问曰：此证何故不属外感寒邪或素体阳虚而寒冷如冰？

答曰：外感寒邪必兼表证，且寒证应为整体之象，不可能聚集于巴掌大之局部，是以此证既无表证，又无整体寒象，又或寒邪直中脏腑亦是全身症状，何以独一处如冰乎？故不属此证也；至于素体阳虚而体寒更谬之，盖因阳虚之畏寒肢冷更是全身之症状也，此证唯背部掌大寒冷如冰，余皆正常，故亦不属阳虚体寒也。虽仲景提出痰饮治疗大则为温化，但温化痰饮者绝非补阳祛寒也。

方中前6味药为小青龙汤成分，故命名为青龙吞冰饮。在老青龙汤证对此6味药已进行了详细之论述，乃化痰饮之经典配伍，此处便不再复述。

薤白，性温，味辛、苦，温阳散结，行气导滞。《本草求真》：

"薤，味辛则散，散则能使在上寒滞立消；味苦则降，降则能使在下寒滞立下；气温则散，散则能使在中寒滞立除；体滑则通，通则能使久痼寒滞立解。"仲景治胸痹皆用此药也，古今皆奉为开胸痹，祛阴邪痰浊之要药。浙贝母者，乃大贝也，比之川贝母，诚更能软坚散结化积痰也，愚常以此药化癥瘕积聚，况一痰饮乎？郁金者，解郁之金品也，无论气郁，血郁，痰郁，皆能解之，郁金解痰而助浙贝母，法半夏化痰又助陈皮，莱菔子行气，实妙用也。《丹溪心法》："善治痰者，不治痰而先治气。"故以陈皮行气化痰，旋覆花、莱菔子降气化痰，以达痰随气导之目的。威灵仙，本品辛散温通，性猛善走，通行十二经脉。然当今之药多栽培而少野生也，故破格以60g，用之，可达通行十二经而无阻，以期载痰疾走之妙用也。如此，则痰饮尽而背冷如冰自消也。

2008年夏，刘某，女，42岁，知愚擅针灸，特过来求治落枕，愚观其项直僵硬不得转动，乃督脉为病，取针一根，深刺于后溪穴，行强刺激并嘱其活动项部，须臾，落枕顿愈。但观其背部竟穿一马甲棉袄于如此炎热之夏，愚奇而问之，答曰：背部一巴掌大区域冷如寒冰，尔来二十有一年矣，求医无数，北京、上海、广州等地的国内著名西医院皆束手，各大中医院专家教授皆罔效，遍访民间土方、偏方亦皆徒劳也，且中医多作风湿或阳虚治，收效甚微。愚素对疑难杂症兴趣颇浓，故曰：愚或可试之。愚尝读火神派郑钦安之作品，亦看过祝味菊、范中林、唐步祺之医案，愚以为善用姜附桂之火神派或可治之，遂投方如下：黑附片100g，干姜60g，桂枝60g，炙甘草60g，1剂下，口舌生疮，大便不通，背部如冰仍然稳如泰山，愚知此恐非火神能化之冰，因此冰或非冰也。即投以生石膏60g，绿豆100g，1剂下，患者转火为安。

《杂病源流犀烛·痰饮源流》："痰为诸病之源，怪病皆由痰成。"《本草经疏》："怪病多痰，暴病多火。"此背部如冰乃怪病，须从痰治，遂师《金匮要略》意，从痰饮治，故拟方青龙吞冰饮，威灵仙初用15g，患者虽有改善，但觉太慢，遂缓缓加至60g，方显效，后将此药剂量定为60g，服药旬日余，痊愈。后屡用之，皆效。

【按】后溪，出《灵枢·本输》。属手太阳小肠经。输（木）穴。八脉交会穴之一，通督脉。凡督脉僵硬疼痛，无论颈、背、腰部，皆一针见效，然非强刺激不效。愚用此法治落枕，颈椎病，腰痛证属督脉病变者，不计其数，皆奇效也。

## 蝶恋花——青龙吞冰饮

干姜细辛五味子，专化留饮，降气莱菔子。
法夏陈皮化痰好，浙贝郁金炙甘草。

开胸要药找薤白，阴邪为浊，背冷好似冰。
降气之花旋覆先，通行诸经威灵仙。

# 防风通窍汤

防风30g，荆芥10g，羌活10g，白芷10g，细辛3g，川芎10g，石菖蒲10g，威灵仙10g，生姜10g，大枣4枚。

治风邪阻窍之暴聋、暴哑、暴盲或风邪困体之周身疼痛、头痛，脉浮。

防风，又名山芹菜、白毛草、铜芸、回云、回草、百枝、百韭、百种、屏风、关防风、川防风，云防风。味辛、甘，性微温。祛风解表，胜湿止痛，止痉定搐。其质松而润，乃"风药之润剂""治风之通用药"。《神农本草经》："主大风头眩痛，恶风，风邪，目盲无所见，风行周身，骨节疼痹，烦满。"其祛风明目之功可见一斑。《药类法象》："治风通用。泻肺实，散头目中滞气，除上焦风邪。"故防风者，无论外风内风，抑或是风疹、风湿、破伤风，皆可祛也，其首载于四大经典之《神农本草经》，实乃治风之鼻祖也，是为君药。荆芥与防风皆味辛，性微温，温而不燥，长于发表散风，于此方中相须为用，祛风之功益彰。

羌活，别名羌青、护羌使者、胡王使者、羌滑、退风使者、黑药。其性辛、温，发散，气味雄烈，善于升散发表，使邪从表而散之也。《药性论》："治贼风，失音不语，多痒血癞，手足不遂，口面歪邪，遍身顽痹。"足见其对贼风所致之失音不语（即暴哑）之作用也，世人往往忽视之，实为惋惜，今愚将此药之用淋漓尽致现于此方之中以还此药千年之谬失也。

白芷，祛风止痛，升阳明清气，通鼻窍，西医解剖学之鼻与耳相通也，故愚以为白芷亦能通耳窍也，且临床屡用之，皆效。故白芷对于风邪阻窍之暴聋诚有效也。《药性论》："治心腹血刺痛，除风邪，主女人血崩及呕逆，明目、止泪出，疗妇人沥血、腰腹痛；能蚀脓。"可见，白芷有明目之功也，其又能祛风，故其对于风邪所致之暴盲有双重之用也。

细辛，辛、温，发散，芳香透达，能解表通鼻窍，同理，其亦能通耳窍也。《神农本草经》："主咳逆，头痛脑动，百节拘挛，风湿痹痛，死肌。明目，利九窍。"细辛祛风，明目，利九窍，用于此方之中，实妙笔生花也。

石菖蒲，别名昌本、菖蒲、昌阳、昌草、尧时薤、尧韭、木蜡、阳春雪、望见消、水剑草、苦菖蒲、粉菖、剑草、剑叶、菖蒲、山菖蒲、溪菖、石蜈蚣、野韭菜、水蜈蚣、香草。其味辛、苦，性温。《神农本草经》："主风寒湿痹，咳逆上气，开心孔，补五脏，通九窍，明耳目，出音声。"愚以为此药乃通九窍之要药，于此方中无论治暴聋、暴哑抑或暴盲其作用举足轻重，实乃此方之定海神针也。

川芎乃治头风之要药也，且辛散温通，为"血中之气药"。《本草汇言》："芎藭，上行头目，下调经水，中开郁结，血中气药。尝为当归所使，非第治血有功，而治气亦神验也。凡散寒湿、去风气、明目疾、解头风、除胁痛、养胎前、益产后，又症瘕积聚、血闭不行、痛痒疮疡、痈疽寒热、脚弱痿痹、肿痛却步，并能治之。味辛，性阳，气善走窜而无阴凝黏滞之态，虽入血分，又能去一切风、调一切气。同紫苏叶，可以散风寒于表分，同芪、术，可以温中气而通行肝、脾，同归、芍，可以生血脉而贯通营阴，若产科、眼科、疮肿科，此为要药。"其不但助祛风之药以祛头风，亦可助威灵仙通行十二经（威灵仙详见于青龙吞冰饮）。诸药合用，共奏解表祛风，通利九窍之效，治风邪阻窍之暴聋、暴哑、暴盲犹如笼中捉鸡也。至于风邪困体之周身疼痛、头痛，更不堪一击也。

某女，38岁，暴聋1周，经华中科技大学同济医学院附属同济医院诊断为一切正常，无法开药，嘱其寻求中医，遂到愚处就诊。愚曾治过暴聋此证，当时病人素体阳虚又于寒冬之季于田间作业，复又气温骤降，遂暴聋，愚师仲景之麻黄附子细辛汤，2剂而愈，此法不独于愚，亦非愚首创，然麻黄附子细辛汤对素体阳虚复感外寒之暴聋、暴哑、暴盲确疗效显著，诚可推广也，然今之患妇并无明显阳虚之象，况其于初夏暴聋绝非寒气所致，故切不可套此麻黄附子细辛汤也，愚观其舌苔薄白，脉浮紧，此乃有表证之象。本着治病求本之原则，遂问其发病之前可有异象？其答曰并无异象（因其已聋，故用纸笔交流），晨起突觉听力已丧。愚让其仔细回忆夜间可有不同寻常之事，其仔细回想后答曰夜间很闷，遂开风扇吹之，半夜，自觉不适，然半梦半醒中懒于起床关之，遂觉有风袭头，晨起暴聋。愚立顿悟之，此乃风邪袭头，阻于耳窍也，遂拟方防风通窍汤，2剂而痊愈。

2014年春，应母校湖北中医药大学邀请（愚本科毕业于湖北中医药大学针灸专业，研究生毕业于安徽中医药大学中医内科专业），以知名优秀毕业生身份给即将毕业之学弟学妹们演讲，班主任黎明老师主持（黎明老师乃愚之人生恩师，在愚大学求学时对愚有知遇再生之恩，在此表示深深谢意），演讲完毕，找愚签名之人甚多，其中一人为问病而来，其兄长，32岁，于前天在田间劳作，忽一阵疾风过其头部，顿感头痛，数秒之后暴盲，西医束手，遂求医于愚，愚并未见其本人，然医者父母心，救人如救火，愚以为其乃风邪袭头，阻于眼窍以致暴盲，当场拟方防风通窍汤，3日后电话即来，道其遵方2剂而痊愈，称愚真乃神医也。愚以为神医不过是辨证准确，有的放矢，对症下药，如此而已。

某女，22岁，1周前陪男友去汉口江滩放风筝，开心之余，张口对长江大叫几声以表达幸福之情，不料突然一阵江风直入其口，当场暴哑，西医无策，找中医服用利咽开音之品，亦徒然，经人介绍至愚处就诊，愚观其舌苔薄白，脉浮紧，此风邪袭头，阻于口窍之证也，不假思索，投方防风通窍汤，3剂痊愈。

嗟呼。暴聋、暴盲、暴哑之证证属阳虚复感寒邪者须师仲景之麻黄附子细辛汤，皆效，然证属风邪袭头而阻窍者，防风通窍汤可速治也。此临床一得，不敢独有，愿与世人共享之。

## 江城子——防风通窍汤

一阵风邪头面寇，不感冒，自难受。
千年中医，荆芥防风嗅。
羌活细辛石菖蒲，风邪祛，通窍奏。

暴聋暴盲或暴哑，白芷香，灵仙瘦。
生姜大枣，川芎头部凑。
医得风走人长寿，目能视，耳口救。

# 三陈汤

法半夏15g，陈皮15g，枳实（枳壳）10g，茯苓10g，炙甘草6g，生白芍3g，生姜3g。

治咳嗽痰多，色白易咯或不易咯，或恶心呕吐，中脘不适，不欲饮食，或胸膈痞闷，肢体困重，或头眩心悸，舌苔白滑或腻腐，脉滑或滑实。

此方乃《太平惠民和剂局方》二陈汤之基础上加枳实（枳壳）（《药性赋》：宽中下气，枳壳缓而枳实速也。故此处用枳壳还是枳实以临床需要为准），易乌梅为生白芍而成，以期强其化痰理气之力，增其宽中下气之功，盖因枳壳乃六陈之一，加之法半夏、陈皮二陈，故名三陈汤。

李东垣《珍珠囊指掌补遗药性赋》曰："枳壳陈皮半夏齐，麻黄狼毒及吴萸，六般之药宜陈久，入药方知奏效奇。"

《医方类聚》谓："枳实麻黄并半夏，橘皮狼毒及吴萸，真辞经岁空陈滞，入用逢知效自殊。"

本方证多由脾失健运，湿无以化，湿聚成痰，郁积而成。湿痰为病，犯肺致肺失宣降，则咳嗽痰多；停胃令胃失和降，则恶心呕吐；阻于胸膈，气机不畅，则感痞闷不舒；留注肌肉，则肢体困重；阻遏清阳，则头目眩晕；痰浊凌心，则为心悸。治宜燥湿化痰，理气和中。方中法半夏辛、温，性燥，善能燥湿化痰，且又和胃降逆，为君药。陈皮为臣，既可理气行滞，又能燥湿化痰。枳实（枳壳）亦为臣，理气宽中、行滞消胀，治胸胁气滞，胀满疼痛，食积不化，痰饮内停，君臣相配，不仅相辅相成，增强燥湿化痰之力，而且体现治痰先理气，气顺则痰消之意，法半夏、陈皮、枳实（枳壳）皆以陈久者良，而无过燥之弊，故方名"三陈"。此为本方燥湿化痰、宽胸下气的基本结构。佐以茯苓健脾渗湿，渗湿以助化痰之力，健脾以杜生痰之源。鉴于陈皮、茯苓是针对痰因气滞和生痰之源而设，故二药为祛痰剂中理气化痰、健脾渗湿的常用组合。加生姜，既能制法半夏之毒，又能协助法半夏化痰降逆、和胃止呕；复用少许生白芍，收敛肺气，与法半夏、陈皮、枳实（枳壳）相伍，散中兼收，防其燥散伤正之虞，均为佐药。以甘草为佐使，健脾和中，调和诸药。

　　或问曰：二陈汤乃历代治痰湿证之经典主方，配伍精妙，缘何易乌梅为生白芍？

　　答曰：乌梅味酸收敛，以防祛痰理气药温燥辛散而伤阴。法半夏、陈皮得乌梅则燥湿化痰而不伤正；乌梅得法半夏、陈皮则敛阴而不敛邪，如此散收并用，相反相成，诚妙哉也。然三陈汤中加枳实（枳壳）一味，枳实乃破气化痰之品，且能除痞消积，其力远大于陈皮也，恐有伤正之虞，然生白芍之于乌梅更有养阴血而扶正之功，恰能防枳实伤正之嫌也，故易乌梅为生白芍乃妙用也。

　　但凡二陈汤所治之证，三陈汤亦可主之，二陈汤治痰湿之常证，三陈汤之力强于二陈汤，可堪痰湿之稍重之证也，凡二陈汤治之稍慢或效不显著，三陈汤可主之。

　　愚热爱中医，亦相信教学相长，故在网上结识了不少志趣相投的朋友和学生，网名为中医鬼谷子。几年前，网名为子午流注的网友给出以下病案：某男，30岁，咳嗽白痰1月余，伴胸闷，饮食减少，但精神尚可，舌苔白腻带腐，脉滑实。子午流注（亦是一名中医师）认为此乃二陈汤证，遂投以二陈汤原方，几剂后，痰虽有所减少，但胸闷不解，仍未有痊愈之象，乃于网上与愚讨论之，愚以为此确为二陈汤证，然其咳嗽白痰1月之久，舌苔白腻带腐，脉滑而实，服二陈汤胸闷仍不解，故此时痰湿应已宿久而为伏痰，伏痰于胸以至胸闷不解，伏痰日久苔必腐之，然其正值壮年，精神尚可，脉滑实，故二陈汤之力稍显不足，愚嘱其于二陈汤加枳实一味以破气化痰，宽中下气以增化伏痰之力，强下气之功，然有恐其伤正，故易乌梅为生白芍，其投之此方，果2剂而痊愈。此后，每遇此证，或用枳实，或用枳壳，皆效佳，三陈汤由此成新一代化痰湿之基本方也。

### 如梦令——三陈汤

法夏陈皮枳实，六陈歌里偶拾。
茯苓甘草炙，生姜白芍入词。
告辞，告辞，痰湿痞闷消食。

四陈汤

法半夏15g，陈皮15g，枳实10g，吴茱萸10g，干姜6g，茯苓10g，甘草10g，人参10g，生姜20g，大枣4枚。

治寒痰伏胃之呕吐痰涎，或纳食欲吐，或胸膈痞闷，或胃脘疼痛，苔滑腻，脉沉弦或沉滑者，或厥阴肝寒头痛而夹痰者，巅顶头痛而重浊，或少阴吐利证属痰阻阳遏，手足逆冷，烦躁欲死者。

本方乃三陈汤合吴茱萸汤去生白芍加干姜而成，有因吴茱萸亦为六陈之一，加之法半夏、陈皮、枳实三陈已占四陈，故名四陈汤。

三陈汤乃为痰湿之稍重之证而设，吴茱萸汤乃是肝寒犯胃或中虚胃寒或少阴吐利而设，四陈汤则为肝寒犯胃而胃有伏痰或中虚胃寒而夹痰或厥阴肝寒夹痰之巅顶头痛而重浊，或少阴吐利而夹痰所致痰阻阳遏之证也。

吴茱萸，辛、苦，大热，直入肝胃，暖肝温胃，尤善降逆止呕。《本草经疏》："呕吐吞酸属胃火者不宜用；咳逆上气，非风寒外邪及冷痰宿水所致者不宜用；腹痛属血虚有火者不宜用；赤白下痢，因暑邪入于肠胃，而非酒食生冷、停滞积垢者不宜用；小肠疝气，非骤感寒邪及初发一二次者不宜用；霍乱转筋，由于脾胃虚弱冒暑所致，而非寒湿生冷犯于肠胃者不宜用；一切阴虚之证及五脏六腑有热无寒之人，法所咸忌。"吴茱萸用于此证之寒，可谓恰到好处。生姜辛温，温胃散寒，和中止呕，乃呕家之圣药也，与吴茱萸配，散寒止呕之力益著，更辅以干姜温中而助散寒之功，虽重寒亦可除也，更有人参益气而护之，何愁胃寒不安耶？有又三陈汤之化痰湿之用，夹痰可除之而无虞也，全方配伍精妙，共奏暖肝胃祛痰湿之功，而诸症皆可安也。

或问曰：三陈汤已在二陈汤之基础上易乌梅为生白芍，此四陈汤缘何舍乌梅生白芍皆不用？

答曰：三陈汤易乌梅为生白芍在三陈汤里已详论之，今四陈汤缘何皆弃而不用，但看方中人参、大枣俱在，比之乌梅生白芍之辈，护正有余矣，枳实伤正之虞又何足道？

某年冬，湖北省中医院国医堂，著名伤寒大师梅国强教授之诊室，梅国强教授乃是享受国务院特殊津贴的全国名老中医，21世纪课程教材全国高等中医院校教材《伤寒论讲义》之主编，愚上大学以来，其一直是愚之偶像，故课余常跟随其抄方，然抄方学生太多，求医之病人更多，梅教授一上午诊治大几十个病号，其繁忙可想而知。此日，愚正抄方之时，某排队就诊之老媪，年七十余，拉愚之手曰："这位医生，吾头痛多年，慕名求医于梅教授半月余，何故不见好转耶？"愚观其病历，乃巅顶头痛，梅教授投方吴茱萸汤，药证相应，理应有效，缘何如此乎？愚细查之，观其舌苔白腻而滑，脉沉弦亦滑，其亦有吐白痰之表现，故愚判断此媪乃兼夹痰之证，问其头痛，果有重浊之感，愚坚信此方必加化痰之品方可奏效，故愚私下加三陈汤于方中，拟四陈汤投之，果3剂而效，7剂痊愈。

梅国强教授日理万机，偶有疏忽亦在所难免，纵华佗、扁鹊亦不敢自称一生无误，愚在梅教授处所学之伤寒，实终生受用也，此四陈汤愚当梅教授下赠晚辈之礼也，诚不敢忘，在此特向梅教授致敬。

自此，但凡吴茱萸汤所治之证夹痰者，投以四陈汤，无不效验也，此跟随梅国强教授抄方之偶得，对于愚，诚意义重大也。

## 蝶恋花——四陈汤

法夏枳实陈皮陈，又加吴萸，六陈有四陈。
生姜干姜甘草闻，人参茯苓大枣成。

寒痰伏胃呕或吐，厥阴夹痰，巅顶痛重沉。
少阴吐利复痰阻，但凡诸症效如神。

# 温表凉里汤

羌活10g，白芷10g，细辛3g，生石膏15g，炙甘草6g。

治肺、胃有热复感外寒之外寒里热症见身微热而痛，欲饮冷水，或喘或气逆，舌苔薄微黄，脉浮紧或浮数。

羌活，解表寒而善祛上半身风湿，亦是上焦常用引经药，正所谓有疾在身，上羌活中柴胡下川续断也，可见羌活之于上焦病证之重要也。白芷解表散寒，祛风止痛，细辛解表寒尚能温肺，其温肺之用刚好防大寒之品生石膏伤正之虞也，可谓一药多用，诚妙哉也。

生石膏，是单斜晶系矿物，是主要化学成分为硫酸钙（$CaSO_4$）的水合物，化学式为$CaSO_4 \cdot 2H_2O$。其味辛、甘，性大寒。功效：解肌清热、除烦止渴、清热解毒、泻火。别名细石、细理石（《别录》）、软石膏（《本草衍义补遗》）、寒水石（《本草纲目》）、白虎（《药品化义》），处方名生石膏、石膏、石羔、煅石膏、熟石膏，处方中写石羔、石膏均指生石膏，为原药去杂石和泥土，研细生用入药者。煅石膏又称熟石膏。将石膏置瓦罐内，放入无烟炉火中煅至酥松，取出放凉，碾碎入药者。商品名石膏。以色白、块大、半透明、纵断面如丝者为佳。《本草纲目》："其纹理细密，故名细理石，其性大寒如水，故名寒水石，与凝水石同名异物。""石膏有软硬二种：软石膏大块，生于石中作层，如压扁米糕形，每层厚数寸，有红白二色，红者不可服，白者洁净，细纹短密如束针，正如凝成白蜡状，松软易碎，烧之即白烂如粉，其中明洁，色微带青。而纹长细如白丝者，名理石也。与软石膏乃一物二种，碎之则形色如一，不可辨矣。硬石膏作块而生直理，起棱如马齿，坚白，击之则段段横解，光亮如云母。白石英，有墙壁，烧之亦易散，仍硬不作粉。其似硬石膏成块，击之块块方解，墙壁光明者，名方解石也。烧之则诧散亦不烂，与硬石膏乃一类二种，碎之则形色如一，不可辨矣。自陶弘景、苏恭、大明、雷敩、阎孝忠皆以硬者为石膏，软者为寒水石，至朱震亨始断然以软者为石膏，而后人遵用有验，千古之惑始明矣。盖昔人所谓寒水石者，即软石膏也；所谓硬石膏者，乃长石也。石膏、理石、长石、方解石4种，诸气皆寒，俱能去大热结气，但石膏又能解肌发汗为异尔。理石即石膏之类，长石即方解之类，俱可代用，各从其类也。今人以石膏收豆腐，乃昔人所不知。""按古方所用寒水石，是凝水石。唐、宋以来诸方所用寒水石，即今之石膏也。近人又以长石、方解石为寒水石，不可不辨之。"

《医学衷中参西录》："石膏，凉而能散，有透表解肌之力。外感有实热者，放胆用之，直胜金丹。《神农本草经》谓其微寒，则性非大寒可知。且谓其宜于产乳，其性尤纯良可知。医者多误认为大寒而煅用之，则宣散之性变为收敛（点豆腐者必煅用，取其能收敛也），以治外感有实热者，竟将其痰火敛住，凝结不散，用至一两即足伤人，是变金丹为鸩毒也。迨至误用煅石膏偾事，流俗之见，不知其咎在煅不在石膏，转谓石膏煅用之其猛烈犹足伤人，而不煅者更可知矣。于是一倡百和，遂视用石膏为畏途，即有放胆用者，亦不过七八钱而止。夫石膏之质最重，七八钱不过一大撮耳。以微寒之药，欲用一大撮扑灭寒温燎原之热，又何能有大效。是以愚用生石膏以治外感实热，轻症亦必至两许；若实热炽盛，又恒重用至四五两或七八两，或单用或与他药同用，必煎汤三四茶杯，分四五次徐徐温饮下，热退不必尽剂。如此多煎徐服者，欲以免病家之疑惧，且欲其药力常在上焦中焦，而寒凉不至下侵致滑泻也。《本经》谓石膏治金疮，是外用以止其血也。愚尝用煅石膏细末，敷金疮出血者甚效。盖多年壁上石灰善止金疮出血，石膏经煅与石灰相近，益见煅石膏之不可内服也。"可见，生石膏清实热之功可谓"国士无双"。自张仲景到张锡纯，生石膏清实热之泰斗地位无药可替也。恐其大寒伤胃，又佐以炙甘草调和之，全方有的放矢，简洁明了，对证用于临床，无不效验也。

或问曰：此方尤与张仲景《伤寒论》之麻黄杏仁甘草石膏汤相似，敢问有何区别？

答曰：古人云，失之毫厘谬以千里。此两方区别大矣，但看仲景方之组成：麻黄5g，杏仁9g，炙甘草6g，生石膏18g。此方乃治肺热壅盛之证。方中麻黄虽能发汗解表，祛风寒，然其用量之小于生石膏，其辛温解表之力已然变成辛凉解表之用，其有限之温性不过是克制大量生石膏之大寒也，此方之功效亦变为辛凉宣泄，清肺平喘也。反观温表凉里汤，解表散寒药有三味，且量大于石膏，其解表寒之力仍在，故此方乃解表寒清里热之妙方也，但凡外寒内热证，用此方临证加减，效必著也。

某年春，愚之挚友施忠亮医师给出一病案（施忠亮，湖北宜昌枝江人，与愚乃本科同窗，现供职于枝江中医院，其尤善针灸，小针刀，其针行天下，屡起沉疴，可堪针灸界一奇才也）。某男，35岁，糖尿病入院，现病情稳定，正服中药调养之，前天偶感风寒，现周身酸痛，咳嗽气喘，然其糖尿病属中医消渴之中消，胃热炽盛，因其感冒，所服用之白虎汤已停2日，故现烦渴喜冷饮，予以解表驱寒之品其烦渴愈烈，故与愚讨论之，愚以为其乃外寒里热之证，白虎仍可用之，适当加以祛表散寒之品即可，故拟方温表凉里汤，1剂而愈，简直犹如探囊取物。此方起初虽为消渴之中消复感风寒而设，然观其组成，实乃能治肺、胃有热复感外寒之外寒里热症见身微热而痛，欲饮冷水，或喘或气逆诸症，临床每用之，屡试不爽也。

## 如梦令——温表凉里汤

羌活白芷细辛，外寒身痛最亲。
肺胃实热浸，清热石膏是金。
放心，放心，甘草益胃护津。

# 凉表温里汤

金银花10g，连翘10g，生甘草10g，薄荷10g，黑附片6g，干姜6g。

治素体阳虚而感温热邪毒或阳虚之人之温病初起，症见发热无汗，或有汗不畅，微恶风寒，头痛口渴但欲含冷水却欲吞热水，咳嗽咽痛，舌淡白，舌尖红，而舌两边有齿痕，舌苔薄白或薄黄，脉浮取数，沉取稍迟。

温病初起，邪在卫分，卫气被郁，开合失司，故发热、微恶风寒、无汗或有汗不畅；肺位最高而开窍于鼻，邪自口鼻而入，上犯于肺，肺气失宣，则见咳嗽；风热搏结气血，蕴结成毒，热毒侵袭肺系门户，则见咽喉红肿疼痛；温邪伤津，故口渴，然素体阳虚，其外热而内寒，故口渴但欲含冷水却欲吞热水；舌尖红，苔薄白或微黄，脉浮取数均为温病初起之佐证，舌两边有齿痕，脉沉取稍迟为素体阳虚之佐证。治宜辛凉透表，清热解毒，温阳散寒。方中金银花、连翘气味芳香，既能疏散风热，清热解毒，又可辟秽化浊，在透散卫分表邪的同时，兼顾了温热病邪易蕴结成毒及多夹秽浊之气的特点，故重用为君药。薄荷辛凉，疏散风热，清利头目，且可解毒利咽，又制黑附片、干姜大温而助温邪之虞；甘草既可调和药性，解黑附片之毒，护胃安中，又合薄荷制黑附子、干姜之大温，是属佐使之用。本方所用透表解毒药物均系清轻之品，加之用法强调"香气大出，即取服，勿过煎"，体现了吴氏"治上焦如羽，非轻莫举"的用药原则。

或问曰：吴氏既有"治上焦如羽，非轻莫举"的用药原则，"香气大出，即取服，勿过煎"，然黑附片有毒，须久煎方可，如此，岂不矛盾耶？

答曰：非也。我们看看前人对黑附片（附子）的认知过程：附子是中药四帅之一。李可创制的破格救心汤，附子一昼夜用到600g，而他实际用量最多达750g。这样看来，探讨附子的用量和煎服法，就成为同道所关注的话题。现根据其68则医案，整理出以下内容。

1. 《伤寒论》附子用量煎服法

（1）附子用量：仲景是古代医家中最善用附子者，《伤寒论》113方，其中20方用附子。李可认为，考《伤寒论》四逆汤的原方，生附子1枚，约合今之20g（附子大者为20～30g），假定生附子之毒性与药效是制附子之2倍以上，则伤寒四逆汤类方所用附子相当于现代制附子40～60g（附子大者为60～90g），而历代用四逆汤仅是原方的1/6～1/10。以这样的轻量，要救生死于顷刻，诚然难矣。四逆汤原方在用法中指出，强人大附子1枚；而通脉四逆汤、通脉四逆加猪胆汁汤之附子均为大者1枚，相当于制附子60～90g，这是经方用药的本来面目。

（2）附子煎服法：首先是药与水之比例，经笔者初步统计，伤寒之附子剂19方（除乌梅丸），其汤剂中药剂量按经方基础有效量（以原方折半剂量为准）计算，药与水之比例最低者为1∶6，为通脉四逆汤；最高者为1∶26，为麻黄附子细辛汤，其药与水之比例平均值为1∶10。其次是煎煮时间：笔者考四逆汤类方用于救急，所用的应为鲜附子，这既容易浸泡，又易煎煮，故加水少，恒为600ml，文火煎煮30分钟左右（煎取220ml，分2次服）；其他制附子剂，加水1200～1600ml，文火久煎，煎煮1.5个小时左右。而比较特殊的是麻黄附子细辛汤，因麻黄先煎去沫，故加水较多，为2000ml，煎煮时间2小时左右。最后是煎服法：附子剂均煎煮1次，煮取200～600ml，每次服110～200ml；其顿服者1方，为干姜附子汤；分2次服者6方，为四逆汤类方；分3次服者10方，为附子汤等；分4次服者1方，为真武汤。

2. 李可附子用量煎服法

李可创制的破格救心汤，其附子用量为30～100～200g，已突破了经方的剂量，故其对附子又增加了3条安全措施：①配伍：凡用附子超过30g时，不论原方有无，皆加炙甘草60g，即可有效监制附子毒性；②文火久煎：附子剂用于慢性心力衰竭者，加冷水1500ml，文火煮取500ml，日分2～3次服，煎煮时间1.5小时左右；③武火急煎：危急濒死心衰病人，使用大剂破格救心汤时，则开水武火急煎，随煎随灌。以上3条只是原则性的，具体做法如下：

附子用量：李可之全书附子案70余则，根据病证的轻重而选择不同的剂量。主要分为以下几种情况。

轻者为阳虚，附子为小剂10g。所谓"阳虚"，仅见阳气某一方面不足，如缺乳案之五更泻、膝关节积液案之夜尿频多；小儿酌减为3～5g，如婴儿黄疸案。附子用小剂者17例，占总数的24.3%。

稍重为阳衰，附子为平剂15～30g。所谓"阳衰"，是阳气衰弱的证候群，脏腑功能均受到不同程度的损害。如产后阴黄案之脾、肾阳衰，寒湿充斥三焦。附子用平剂者7例，占总数的10%。

重者为隐性心力衰竭、格阳、戴阳证，附子为平剂30g。李可认为，凡亡阳竭阴端倪初露，隐性心力衰竭的典型证状出现（如动则喘急、胸闷，常于睡中憋醒，畏寒肢冷，时时思睡，夜尿多，以及无痛性的心肌梗死之倦怠乏力，胸憋自汗等），急投破格救心汤平剂30g。笔者注意到，对于格阳、戴阳证，李氏恒用附子30g，如阴盛格阳案、肺心病戴阳案。附子用平剂30g者33例，占总数的47.1%。

甚者亡阳、心力衰竭重症，附子为中剂45～90g。李氏认为，凡亡阳竭阴之格局已成、重症心力衰竭，急投破格救心汤中剂。如脉管炎合并心肌下壁梗死案之附子为60g。附子用中剂者2例，占总数的2.9%。

危者垂死心力衰竭，附子为大剂100～200g。李氏认为，破格救心汤用大剂，可挽垂绝之阳，救暴脱之阴。凡内外妇儿各科危急重症，导致心力衰竭休克，现代医院已下发病危通知的濒死病人，以及中医之五脏绝症和七怪脉绝脉等必死之症，只要心跳未停，一息尚存者，急投本方大剂，可1小时起死回生，3小时脱离险境，一昼夜转危为安。如无脉垂死案，破格重用附子150g，武火急煎随煎随灌，终于1小时后起死回生。附子用大剂者11例，占总数的15.7%。

从中可以看出，李可之附子用量，是很严格的。他对附子应用，分为阳虚、阳衰、格阳、亡阳、濒死之5个等级。这是迄今为止关于附子证最系统的辨证，应当引起中医界的重视。其中附子用平剂（30g）、中剂（45～90g），是与《伤寒论》四逆汤类方治格阳、亡阳证之附子用量基本吻合的。至于附子用大剂，那是用于古代之五脏绝症和七怪脉绝脉等必死之症，即现代西医下病危通知书的濒死病人，是对前人和现代医学的突破。只有这样客观地分析其附子用量，用于那些新领域去解决世界性医学难题，最后也就"见怪"不怪了。再观黑附片之炮制：选中等大小的子根，浸盐卤液中数日后，与浸液共煮至透心，捞出，用水漂洗，纵切成约5mm的厚片，用水浸漂，并加用红糖与菜油炒成的调色液，使附片染成茶褐色，取出蒸透，至出现油面光泽后，烘至半干，再晒干。如此，黑附片之毒性已大大减少，其毒性与温性本相辅相成，经如此炮制，何来多大之毒性耶？再者，此方黑附片用量仅为6g，属李可阳虚用量之范畴，愚以为凡阳虚用量之黑附片皆不可久煎，否则温阳作用尽失也，故此处之黑附片无须久煎或先煎。

某翁，78岁，发热无汗，微恶风寒，头痛口渴但欲含冷水却欲吞热水，咳嗽咽痛，已有1周余，观其舌淡白，舌尖红，而舌两边有齿痕，舌苔薄黄，经西医诊断为上呼吸道感染，1周以来，予以头孢他啶、病毒唑、维生素C及左氧氟沙星等静脉滴注，亦口服维C银翘片、板蓝根颗粒，皆罔效，遂求医于中医，愚观其口渴但欲含冷水却欲吞热水，舌淡白，舌尖红，而舌两边有齿痕，舌苔薄黄，故断定其乃素体阳虚而复感风热所致，其年老阳虚，或抗药性作祟，故予以头孢他啶、病毒唑、维生素C及左氧氟沙星等静脉滴注不仅无效，反倒伤阳；虽亦口服维C银翘片、板蓝根颗粒，然阳虚不顾，纵使疏风散热又耐它何？正所谓攘外须安内也，体内阳虚不安，何以散外热？往往高手出招，只在一两味药之间，愚仍用银翘散，只加黑附片，干姜少许温内尔，故拟方凉表温里汤：金银花10g，连翘10g，生甘草10g，薄荷10g，黑附片6g，干姜6g。此方投下，2剂而痊愈！由此病案可见，中医真乃博大精深，出奇制胜往往在微妙之间，临证之时，或许你早已用对方，只是没有根据实际情况灵活加减而已，正所谓"众里寻他千百度，那人却在灯火阑珊处"，方子是死方，人却是活人，此一节学医者不可不重视也，这就是为何有人能将《伤寒论》倒背如流，临证却未曾看好一病。背死书而不知灵活变通，此乃学习中医之大忌也，笔者愿与诸君共勉之。

## 浣溪沙——凉表温里汤

素体阳虚温邪袭，
内寒外热不统一，
温里凉表方能息。

二花连翘薄荷草，
附子干姜温里好，
如此妙方疾病跑。

# 张氏清上温下汤

黄芩10g，黄连6g，薄荷10g，生石膏15g，升麻10g，代赭石（先煎）15g，川牛膝10g，黑附片10g，肉桂（研末分吞）3g。

治上焦热甚而下焦虚寒症见口舌生疮或面部痤疮或血热之鼻衄、吐血、齿衄、牙痛、目赤肿痛等，且同时并见腰以下怕冷，或腰膝冷痛，或下肢冰凉，或小便清长，或性欲冷淡，或女子月经推迟，或倒经，或男子阳痿早泄，舌淡苔薄黄，脉浮取数沉取稍迟。

黄芩，苦，寒。归肺、胆、脾、大肠、小肠经。清热燥湿，泻火解毒，止血，安胎，降血压。用于湿温、暑温胸闷呕恶，湿热痞满，泻痢，黄疸，肺热咳嗽，高热烦渴，血热吐衄，痈肿疮毒，胎动不安。《医学启源》：黄芩，治肺中湿热，疗上热目中肿赤，瘀血壅盛，必用之药。泄肺中火邪上逆于膈上，补膀胱之寒水不足，乃滋其化源。《主治秘诀》云："其用有九：泻肺经热，一也；夏月须用，二也；上焦及皮肤风热，三也；去诸热，四也；妇人产后，养阴退阳，五也；利胸中气，六也；消膈上痰，七也；除上焦热及脾湿，八也；安胎，九也。单制、二制、不制，分上中下也。酒炒上行，主上部积血，非此不能除，肺苦气上逆，急食苦以泄之，正谓此也。"

黄连，苦，寒，无毒。归心、脾、胃、肝、胆、大肠经。功效清热燥湿，泻火解毒。用于湿热痞满，呕吐吞酸，泻痢，黄疸，高热神昏，心火亢盛，心烦不寐，血热吐衄，目赤，牙痛，消渴，痈肿疔疮；外治湿疹，湿疮，耳道流脓。《神农本草经》云："主热气，目痛眦伤泣出，明目。肠澼腹痛下痢，妇人阴中肿痛。五脏冷热，久下泄澼脓血，止消渴大惊，除水利骨，调胃厚肠，益胆，疗口疮。久服令人不忘。"

升麻，辛、微甘，微寒。归肺、脾、胃、大肠经。发表透疹，清热解毒，升举阳气。用于风热头痛，齿痛，口疮，咽喉肿痛，麻疹不透，阳毒发斑；脱肛，子宫脱垂。《本草纲目》："升麻引阳明清气上行，柴胡引少阳清气上行，此乃禀赋素弱、元气虚馁及劳役饥饱、生冷内伤，脾胃引经最要药也。升麻葛根汤，乃发散阳明风寒药也，时珍用治阳气郁遏及元气下陷诸病、时行赤眼，每有殊效。"

薄荷，辛，凉。入肺、肝经。疏散风热，清利头目，利咽透疹，疏肝行气。疏风、散热、辟秽、解毒、外感风热、头痛、咽喉肿痛、食滞气胀、口疮、牙痛、疮疥、瘾疹、温病初起、风疹瘙痒、肝郁气滞、胸闷胁痛。《药品化义》："薄荷，味辛能散，性凉而清，通利六阳之会首，祛除诸热之风邪。取其性锐而轻清，善行头面，用治失音，疗口齿，清咽喉。同川芎达巅顶，以导壅滞之热。取其气香而利窍，善走肌表，用消水肿，散肌热，除背痛，引表药入营卫以疏结滞之气。"《本草纲目》："利咽喉、口齿诸病。治瘰疬，疮疥，风瘙瘾疹。"

生石膏详见于温表凉里汤，黄芩、黄连、薄荷、生石膏、升麻此5味药清上焦之热以治口舌生疮或面部痤疮或血热之鼻衄、齿衄、牙痛、目赤肿痛等。

赭石，又名须丸、赤土、丁头代赭、血师、紫朱、赭石、土朱、铁朱、钉头赭石、钉赭石、赤赭石、红石头、代赭，为氧化物类矿物赤铁矿的矿石。主含三氧化二铁（$Fe_2O_3$），其中铁70%，氧30%，并含有硅、铝、钛、镁、锰、钙、铅、砷等杂质。苦、甘，平。入肝、胃、心包经。平肝镇逆，凉血止血。治噫气呕逆，噎膈反胃，哮喘、惊痫、吐血、鼻衄、肠风、痔瘘、崩漏带下。《医学衷中参西录》：治吐衄之证，当以降胃为主，而降胃之药，实以赭石力最效。然胃之所以不降，有因热者，宜降之以赭石，而以蒌仁、白芍诸药佐之；其热而兼虚者，可兼佐以人参；有因凉者，宜降以赭石，而以干姜、白芍诸药佐之（因凉犹用白芍者，防干姜之热，侵入肝胆也，然吐衄之证，由于胃气凉而不降者甚少）；其凉而兼虚者，可兼佐以白术；有因下焦虚损，冲气不摄上冲、胃气不降者，宜降以赭石，而以生山药、生芡实诸药佐之；有因胃气不降，致胃中血管破裂，其证久不愈者，宜降以赭石，而以龙骨、牡蛎、三七诸药佐之；无论吐衄之证，种种病因不同，疏方皆以赭石为主，而随证制宜，佐以相当之药品，吐衄未有不愈者。《本经逢原》：赭石之重，以镇逆气。《本经》治贼风，赤白漏下，取其能收敛血气也。仲景治伤寒吐下后，心下痞鞕，噫气不除，旋覆赭石汤，取重以降逆气，涤痰涎也。观《本经》所治，皆属实邪，即赤白漏下，亦肝心二经瘀滞之患，其治难产胞衣不下及大人小儿惊气入腹，取重以镇之也。阳虚阴痿、下部虚寒忌之，以其沉降而乏生发之功也。

仲景治疗奔豚气之主药李根白皮，后人有用赭石替之，效果亦佳，由此证明赭石镇逆降气之力甚也，愚以为无论肺气、肝气、胃气，抑或肾气，但凡气机上逆者，赭石皆可镇逆而降之，寒气上逆者，可以干姜为之使。

升麻升清阳，赭石镇逆降气，此经典药对临床每用之，可调节清气不升而浊气不降者。又辅以川牛膝引之下行，肉桂引火归元，黑附片温肾阳，全方配伍严谨，临床对症用之者无不效若桴鼓。

或问曰：赭石与旋覆花皆能降气，赭石与磁石皆能镇逆，为何独选赭石？

答曰：①赭石与旋覆花。两药均能平降肺、胃二经之逆气以止呕噫，定喘息，赭石功专沉降逆气清降肝火，对肝阳上亢之证及肝火动血之证常用之；旋覆花专功下气而消蓄结之痰水，对于痰壅气促，痰结胸痞，饮停肿满等多用之。②赭石与磁石：两药均有平肝降逆之功，皆可治肝阳上亢及气逆喘息之证。然而磁石偏于护真阴镇浮阳，真阴亏损于下，阳浮于上之证，用之最好，赭石偏重于平降逆气，清降肝火，不但用于肝阳上亢之眩晕耳鸣及惊痫之病，且用于逆气上犯肺胃所致噫及喘息气急等，并清火凉血止血以治吐衄崩漏下血之证。综上所比，此处赭石一箭双雕，用之实乃妙不可言，故用之。

此方之所以名为张氏清上温下汤，盖因前人亦有清上温下汤也，现将徐氏清上温下汤和石氏清上温下汤介绍如下，以供临床比较而对症用之。

徐氏清上温下汤（又名连附龙磁汤）：黄连3g，熟附片（先煎）9g，龙齿、磁石（先煎）各30g，蛤粉、天花粉、补骨脂、覆盆子、菟丝子、桑螵蛸各9g，白莲须6g，缩泉丸（包煎）9g。用于小儿夏季热（俗称"疰夏"，南方多见），身热缠绵，头额干灼而两足不温，烦躁不宁，口渴多饮，小便清长等症。此症病机在于邪热淫于上，元阳虚于下。加减大要如下：

无汗或少汗者加香薷；暑邪夹湿者加藿香、佩兰；烦躁甚者加莲子心、淡豆豉；泄泻者加葛根、益智仁、补骨脂；真阴不足，舌光不寐者加阿胶、鸡子黄；另以蚕茧、大枣煎水代茶，频频饮用，无汗可与豆豉同煮。

徐小圃（1887－1959年），男，名放，上海宝山人。先生初受业其父杏圃公，弱冠时即悬壶问世，为当代著名的儿科专家，具有丰富的临床实践经验和独具创见的学术思想，尤以擅用温药而名噪上海。先生能广用伤寒方以治少小疾患，由于认病辨证精确，处方善以化裁，配伍灵活，因此，经先生起沉疴、愈废疾者，实不遑计之。特别在晚年，求诊者日盈门庭，其中不少险逆病例，先生虽明知其险而难治，犹必殚精竭虑，为之立方而后安。使获救者不以为计；即致不治，亦不辞怨谤，从不肯随俗俯仰，一切从求实出发。尝谓：医乃仁人之术，既要有菩萨的心肠，又要有英雄的肝胆。此语实为绳医之座右铭也。先生及门弟子，遍及海内。哲嗣仲才、伯远，绍箕裘，能传衣钵，亦上海之现代名医。余负笈上海中国医学院时，从先生游，临证未及一载，八·一三事变暴发而终止实习，未能深入堂室，迄今常引为遗憾。所得者，仅属徐帅之万一耳！故自惭所学者，若小巫也。

徐氏临证一丝不苟，对每一病儿的口腔都仔细检查，毫不遗漏，而绝不因业务繁忙而求快。他遇重病者，即给予提前诊治；贫病交迫者，则免收诊金。热心中医事业，屡捐巨款兴办中医学校和药圃等。徐氏虚怀若谷，凡同道有所长，辄竭诚请益，对祝味菊善用温阳药治疗内科疾病的经验尤为服膺。中年后在儿科领域中形成了自己独特的治疗体系。

先生的一位哲嗣，正在婴幼儿时期，有一年的夏季，患了伤寒病。徐老亲自为之诊治，但病情日进，恶候频见，几濒于危，阖家焦急，徐老亦感棘手。当时，家属及诸亲好友，均向徐老建议，曷不请其道友祝味菊先生会诊一决？徐老慨然叹曰：我与祝君虽属莫逆之交，但学术观点不同，他擅温阳，人称祝附子。今孩子患的是热病，若祝君来诊，莫非温药而已，此明知其抱薪救火，我孰忍目睹其自焚！又逾日，患儿几将奄奄一息，亲友竭力敦促，与其束手待毙，何妨一试究竟。徐老至此，当不固辞，但亦无所抱望也。迨祝老诊毕处方，果然不出所料，第一味主药就是附子。徐老即闭门入寝，等待不幸消息报来。而祝老则为之亲自煎药，守候病榻，自己奉药喂灌，夜未闭目，以观察病情演变。至东方拂晓，患儿身热渐退，两目张开，吞药服汤可自动张口。再给米汤喂服，已表示有饥饿之感。及至患儿安然入睡，祝老才和衣倒榻休息，阖家无不欣喜自慰。徐师母即至徐老寝室，敲门报喜。当徐老听到门声时，即跃然而起，急问何时不行的？迨启门见其老伴脸带春风，喜形于色，并告以病已好转，始知并非自己之所逆料。乃同往病室，细审病情，与昨日之情况，竟判若两人矣。再回榻旁，祝老鼻息浓浓，安入梦乡。虽由衷感激，亦不敢扰其清梦。于是含笑回房，加高其枕，坦然无忧地睡其大觉。

徐老在其孩子完全恢复健康后，百感丛生，谓其家属曰，速将儿科专家的招牌拿下来，连自己的孩子都看不好，哪里够得上这个儿科专家的资格！要拜祝兄为师，苦学3年，学成后再开业行医不迟。意颇坚决，竟亲自登门执弟子礼。祝老既惊又敬，扶之上座，曰：你是道中莫逆之交，各有各的长处，也各有片面之见，兄之治学精神，如此令人敬佩，吾将何辞以对？若对祝附子有兴趣的话，今后将与兄切磋，相互取长补短。今如此称颂，则将置我于何地！如蒙垂青，待令公郎成长后学医，吾必竭尽绵薄，誓不负老兄之厚望也。所以其哲嗣仲才。伯远后来均受业于祝味菊先生门下。从此，小圃先生即由清凉派转为温阳派而名著当时。这就是先生在学术思想演变的一段历史。此徐氏清上温下汤（又名连附龙磁汤）便是此故事之后徐小圃所创之经典代表名方。

愚为何花如此笔墨于徐小圃先生？实乃是因其医德医术皆高，且没有门派之见，一切以服务临床为准绳之精神应为学医行医者之世代楷模。其与祝味菊之美谈应青史留名，为医者摒弃门户之见之永世标杆也。

石氏清上温下汤组成：桑白皮20g，地骨皮20g，墨旱莲20g，女贞子20g，知母12g，黄柏6g，黄精15g，怀牛膝15g，玄参12g，仙鹤草20g，炒栀子15g，炮姜10g。

石氏清上温下汤系河南名医石景亮在长期临床实践中创拟的经验方，是诊治鼻衄反复发作、久治不愈的有效方剂。遣用时，宜辨证精当，相应化裁。伴有失眠者，遵泻南补北理论，加黄连6g，肉桂2g；胃纳欠佳者加百合30g，生山楂20g，冬瓜子30g；脾弱便溏者，减知母、黄柏药量，去玄参，加生山药30g，山楂炭20g，乌梅15g；衄血量多者，加生白芍15g，鲜白茅根30g，牡丹皮12g。

功能：清上温下，导火归元。

主治：反复鼻衄，久治不愈。

方解：大凡反复鼻衄，阴血既亏，阳气亦损，导致阴虚于下，阳浮于上。虚阳上越，迫血妄行，发为鼻衄反复发作。方中桑白皮、地骨皮，仿"泻白散"意，清泻肺经郁热伏火，以清上热；伍以墨旱莲、女贞子、黄精、玄参、知母、黄柏，旨在补肾阴益精血，滋阴守阳；牛膝引上冲之血归经下行；炮姜温而少辛，守而不走，以冀浮越之阳得以潜藏；栀子解心热，祛三焦浮火；仙鹤草苦凉，可止人体各部出血，二药相伍，以治其标。诸药相配，清上不损下，温下不碍上，清温并用，标本兼治，从而达到阴平阳秘，鼻衄止矣。

　　某女，36岁，每逢月经期月水不行，反脸上长痘，复发性口腔溃疡并伴鼻衄3年有余，西医以雄性激素分泌过多，缺乏维生素等治疗无果，中医以阴虚火旺治疗亦无效，经人介绍，到愚处就诊，愚以为石氏清上温下汤或可治之，然仔细诊断，发现其尺脉沉迟，问之腰以下怕冷，小便清长，性欲冷淡，愚马上想到徐氏清上温下汤，然徐氏清上温下汤清热药过少，且对于倒经、鼻衄、长痘、复发性口腔溃疡之力度或许不够，遂创张氏清上温下汤，服药期间曾在此方基础上加过肉苁蓉、巴戟天、车前子等药，前后加减过3次，服药21剂，诸症皆痊愈。此后每遇证属上焦热甚而下焦虚寒症见口舌生疮或面部痤疮或血热之鼻衄、吐血、齿衄、牙痛、目赤肿痛等，且同时并见腰以下怕冷，或腰膝冷痛，或下肢冰凉，或小便清长，或性欲冷淡，或女子月经推迟，或倒经，或男子阳痿早泄，舌淡苔薄黄，脉浮取数沉取稍迟者，以此方临证加减，皆效。

## 钗头凤——张氏清上温下汤

川黄芩，川黄连，升麻石膏薄荷填。
上焦热，齿鼻血。
一口溃疡，几粒痤疮。
伤，伤，伤。

川牛膝，川附片，肉桂赭石诸药便。
下焦寒，腰冷缠。
此方既出，病邪何猖？
康，康，康。

# 温上清下汤

干姜10g，细辛3g，杏仁10g，砂仁（后下）3g，冬葵子10g，大黄（后下）10g。

治上焦寒而下焦热症见咳嗽饮冷或吸冷风咳甚，腹胀不适，大便干结，小便赤少，舌苔黄，脉沉实或沉弦。

干姜、细辛温上焦而止寒咳，杏仁苦温宣肺以助干姜细辛止咳，又润肠通便以通下焦，此药既能宣化上焦，又能润通下焦，对于上下焦不相通利者，用之尤为妙哉。又有砂仁芳香行气调中而运化中焦，更加冬葵子通利二便以通下焦之二窍，且有大黄泄热通便以安下焦，全方配伍严谨，通利三焦之气机，温上而清下，解诸症犹如秋风扫落叶也。

或问曰：吴鞠通《温病条辨》之三仁汤之宣畅三焦与此方之通利三焦有何区别？

答曰：三仁汤，是祛湿剂中清热祛湿的方剂，有宣畅气机，清热利湿的功效，可以主治湿重于热之湿温病。可见的症状有头痛恶痛，身重疼痛，胸闷不饥，午后身热，面色淡黄，舌白不渴，脉弦细而濡。本方共有8味药组成，分别是杏仁、豆蔻、薏苡仁、半夏、厚朴、滑石、通草、竹叶。方解：君：杏仁——苦辛，宣利上焦肺气，气化则湿化。豆蔻——芳香化湿，行气，调中。生薏苡仁——甘淡，渗利下焦湿热，健脾。三仁合用，能宣上、畅中、渗下而具清利湿热，宣畅三焦气机之功。臣：半夏、厚朴——辛开苦降，化湿行气，散满消痞。佐：滑石、竹叶、通草——甘寒淡渗，利湿清热。可见，三仁汤之宣畅三焦气机乃是使湿热从三焦分化也，湿热之湿重于热乃是此证之根本。而温上清下汤之通利三焦之前提乃是上焦寒而下焦热，杏仁仍可宣化上焦，冬葵子性寒而利二便，于此处通利下焦恰到好处，然运化中焦之药须为砂仁，盖因砂仁、豆蔻更配通利下焦之冬葵子也，砂仁配冬葵子一温一寒，宣通中下二焦症见二便不通者堪称绝配，为天作之合也。且此二药配伍，行气下乳，通利乳房之气滞胀满疼痛等证皆奇效也。

某年夏，愚之胞弟张利兵（其跟愚学习中医多年，现医术不下于愚，治愈不孕不育、各种胃病、顽固性结肠炎、风湿病、各种妇科病、男科病等各种疑难杂症不胜枚举）接诊了一男性患者，40岁，因天气炎热于几天前豪饮冰镇矿泉水两瓶，于当晚开始咳嗽，且饮冷或吸冷风咳甚，偶尔有泡沫状痰，但无表证，伴大便干结，小便赤少，舌苔黄，脉沉实。愚弟以为其乃寒邪直中而表现的真寒假热，遂投方老青龙汤（老青龙汤详见内科篇第一个方剂）合济生肾气丸去人参、蛤蚧。2剂下去，泡沫状痰减少，咳嗽有所缓解，然大小便皆不通，腹胀不适，很是痛苦，遂请愚会诊之，此男正值壮年，体质尚强，况天气之炎热，绝难以被寒邪直中，此人乃是寒邪羁留于上焦，迫阳热沉于下焦之上寒下热证也，须疏通上下，通利三焦方可使上焦寒解而下焦热散也，遂拟方温上清下汤，2剂痊愈。

## 阮郎归——温上清下汤

干姜细辛温上寒，杏仁宣上焦。
运化中焦缩砂仁，芳香上下淘。

冬葵子，大黄漂，热随二便消。
上寒下热阴阳格，温上清下高！

# 木火刑金汤

赭石（先煎）15g，生白芍15g，生地黄25g，枸杞子15g，
川楝子6g。

治肝阴不足之肝火犯肺症见咳嗽阵作，气逆，甚则咳吐鲜血，胸胁痛，性急易怒，心烦口苦，头晕目赤，大便干结，小便短赤，或肝阴不足之肝阳上亢症见头目眩晕、胀痛，头重脚轻，腰膝酸软，或肝阴不足之肝火犯胃症见胸胁胃脘胀满疼痛，呃逆嗳气，呕吐，或见嘈杂吞酸，烦躁易怒，或肝阴不足之火伤冲任，迫血妄行之月经过多或崩漏症见经来无期，量少淋漓不尽或量多势急，血色鲜红，面色潮红，烦热少寐，咽干口燥，便结，舌红少津，脉弦细数。

此方第一次临床运用于肝火犯肺之咳嗽，取代药物繁多之黛蛤散（或龙胆泻肝汤）合泻白散（或清金化痰汤）加减，故命名为木火刑金汤，然经临床运用，木火刑金汤经过加减之后亦能治疗肝阴不足之肝阳上亢证；肝阴不足之肝火犯胃证；肝阴不足之火伤冲任，迫血妄行之月经过多或崩漏证。故此方已扩大其治疗范围，但名字仍为木火刑金汤。

肝藏血，主疏泄，体阴而用阳，喜条达而恶抑郁。肝肾阴血亏虚，肝体失养，则疏泄失常，肝气郁滞，肝火犯肺则咳嗽阵作，气逆，甚则咳吐鲜血，胸胁痛、性急易怒，心烦口苦，头晕目赤，大便干结，小便短赤；肝阳上亢则头目眩晕、胀痛，头重脚轻，腰膝酸软；肝火横逆犯胃则胸胁胃脘胀满疼痛，呃逆嗳气，呕吐，或见嘈杂吞酸，烦躁易怒；肝阴不足之火伤冲任，迫血妄行之月经过多或崩漏则经来无期，量少淋

漓不尽或量多势急，血色鲜红，面色潮红，烦热少寐，阴虚津液不能上承，故咽干口燥、舌红少津；阴血亏虚，血脉不充，故脉弦细数。肝肾阴血亏虚而肝气上逆，治宜滋阴养血、柔肝镇逆。方中重用生地黄滋阴养血、补益肝肾，内寓滋水涵木之意。生白芍、枸杞子养血滋阴柔肝；赭石，苦，寒，入肝、胃、心包经。平肝镇逆，凉血止血。治噫气呕逆，噎膈反胃，哮喘、惊痫、吐血、鼻衄、肠风、痔瘘、崩漏带下。此药详见于张氏清上温下汤。此药于此方之作用可谓无药可替，气逆之咳嗽，咳吐鲜血，呃逆嗳气，呕吐；肝阳上亢之头目眩晕、胀痛；肝阴不足之月经过多或崩漏，尽皆在其治疗范围之内也，个中妙处，善用此药者慢慢体会之。生白芍养肝阴且助赭石镇肝阳之用；在滋阴养血药中，少佐一味川楝子疏肝理气，补肝与疏肝相结合，以补为主，使肝体得养，而无滋腻碍胃遏滞气机之虞，且无伤及阴血之弊。全方组方严谨，药精而专，配伍得当，照顾到"肝体阴而用阳"之生理特点，诚为肝阴不足诸症之经典代表方剂。

或问曰：此方仅5味药，所治之证如此之多，敢问临证之时，该如何加减而准确运用于临床？

答曰：气有余则化为火，而火有余亦转为气，对于肝气郁滞化火犯肺，或犯胃，肝火上炎化气而肝阳上亢，肝火伤及冲任，赭石一味即有效，此方药味虽少，但药精而力专，但若遇症之稍重者，亦可临证加减运用之：肝火犯肺之咳嗽可适当选用之药物桑白皮、地骨皮、黄芩；有痰者加贝母、海浮石；带血者加焦栀子、地榆、生藕节。肝阳上亢症见头目眩晕、胀痛加生龙骨，生牡蛎。肝火犯胃之呃逆，呕吐加柿蒂；吐血加三七、白及；肝火伤冲任，迫血妄行之月经过多或崩漏加阿胶、陈棕炭、煅龙骨、煅牡蛎。

某年春，愚之胞妹张利芳（其跟愚学习中医多年，现医术不下于愚弟张利兵，治愈不孕不育、各种胃病、各种结石、各种妇科病、肿瘤等各种疑难杂症不胜枚举）接诊了一女性患者，34岁，咳嗽少痰月余，西医诊断为慢性支气管炎，曾予以枸橼酸喷托维林片、阿莫西林口服无效，又予以头孢呋辛、氨溴索静脉滴注亦徒然，故求于中医，其面色潮红，烦热少寐，咽干口燥，便结，舌红少津，脉弦细数。舍妹张利芳诊断为阴虚咳嗽，投以沙参麦冬汤，几剂下来，咳嗽有所缓解，痰似乎有所增加，遂请愚会诊，愚仔细询问其其他生理状况，得知其性急易怒，咳引胸胁，且月经长期提前，经量过多，每次行经10天方净，且经前乳房胀痛，愚以为月经提前多属热，月经推迟多属寒，此女子明显有肝阴不足，肝郁化火，肝火犯肺，此咳嗽乃是木火刑金也，遂拟方木火刑金汤，3剂而咳嗽愈。然其有月经提前，月经过多，经前乳房胀痛，愚在此方基础上加柴胡10g，煅龙骨15g，煅牡蛎15g。嘱其继服此方直至月经来，十多剂后，月经按时而来，且经前乳房胀痛消失，6日后，月经干净，其大喜，本来是治疗咳嗽的，没想到把妇科全部调节好了，到处宣传张医生真神医也。愚并非神医，不过此女全身之疾皆肝阴不足所致，愚无非对症下药尔，异病同治在此女子身上得到最显著的证明。尔后，凡肝阴不足诸症，用此方皆效。

## 定风波——木火刑金汤

即便咳嗽痰带血，纵使崩漏血如铁。

头重脚轻腰酸软，眩晕，肝火上炎阳亢也。

胃脘胀满呃逆重，呕吐，赭石川楝镇肝写。

肝火诸症何况且？不怕！生地白芍枸杞也。

# 乙肝转阴秘传七方

**【方一】**

乙肝转阴湿热汤（肝胆湿热型）：茵陈20g，柴胡10g，重楼15g，鸡骨草30g，田基黄15g，白花蛇舌草15g，半枝莲20g，五味子6g，滑石30g，甘草5g，藿香10g，赤芍10g，丹参10g。

**【方二】**

乙肝转阴滋阴汤（肝阴虚型）：北沙参30g，麦冬10g，何首乌10g，枸杞子10g，生白芍10g，当归10g，川楝子6g，茵陈10g，柴胡6g，重楼10g，鸡骨草20g，田基黄10g，白花蛇舌草10g，半枝莲10g，五味子6g，甘草5g，灵芝10g。

**【方三】**

乙肝转阴运脾汤（脾虚型）：党参10g，白术10g，茯苓10g，薏苡仁10g，山药10g，陈皮10g，茵陈10g，柴胡6g，重楼10g，鸡骨草20g，田基黄10g，白花蛇舌草10g，半枝莲10g，五味子6g，甘草5g，灵芝10g。

**【方四】**

乙肝转阴益肾汤（肾虚型）：桑寄生30g，川续断10g，女贞子10g，枸杞子10g，茵陈10g，柴胡6g，重楼10g，鸡骨草20g，田基黄10g，白花蛇舌草10g，半枝莲10g，五味子6g，甘草5g，灵芝10g，

**【方五】**

乙肝转阴大补汤（气血两虚型）：黄芪30g，灵芝10g，人参10g，白术10g，茯苓10g，白芍10g，生地黄10g，当归10g，川芎10g，茵陈

6g，柴胡6g，重楼6g，鸡骨草15g，田基黄6g，白花蛇舌草6g，半枝莲6g，五味子6g，甘草6g。

**【方六】**

乙肝转阴化瘀汤（气滞血瘀型）：赤芍10g，丹参15g，泽兰15g，郁金10g，当归10g，香附10g，木瓜10g，砂仁3g，茵陈10g，柴胡10g，重楼10g，鸡骨草20g，田基黄10g，白花蛇舌草10g，半枝莲10g，五味子6g，甘草5g，灵芝10g。

**【方七】**

乙肝转阴散结汤（痰瘀互结型）：生黄芪20g，生牡蛎30g，生鸡内金10g，生山楂10g，炙鳖甲15g，法半夏15g，陈皮15g，茯苓10g，水红花子10g，赤芍10g，丹参15g，泽兰15g，郁金10g，当归10g，茵陈10g，柴胡10g，重楼15g，鸡骨草30g，田基黄10g，白花蛇舌草15g，半枝莲20g，五味子6g，甘草5g，灵芝10g。

此7方的来历具有非常神秘的色彩，是本书中第一个以秘方的形式公布于世的，其含金量之高可堪无价。

某年春，愚处来一男性患者，不为看病而来，而是代煎中药，其每次用麻袋装一大袋中药，而且很多是新鲜草药，而且坚持服药6个月之久，6个月之后其拿一化验单过来报喜，且送了很多水果对我们半年来为其熬药表示感谢，愚观其化验单，乃是乙肝大三阳转阴的单子，前后有对比单，且都是在同一家医院武汉同济医院做的化验，开始愚并不觉得奇怪，其一，不吃药转阴的可能性是存在的；其二，服用6个月中药转阴或许只是个案；其三，愚平时以关幼波之学术经验亦成功将一些肝病转阴。然此人告知，给其看病之人乃是神农架某山上一年逾九旬之老翁，有专治肝病之秘方，只看肝病，且大部分草药乃是山上采集所得，且价格便宜，每剂药才几块钱，如遇家庭困难者免费医治，求医之人络绎不绝，且大部分肝病患者6个月到1年转阴，其看肝病之效果犹如小李飞刀例无虚发，真乃世外高人也。愚素对此民间中医颇感兴趣，遂立刻赶赴此人所说之山寻此高人，几经周折，一路奔波，愚终于找到此翁，此翁住处相当简陋，乃是一普通茅草棚，名曰华佗棚，后院皆是中草药，寻医问药之人多如国医堂专家门诊，愚私访患者百余人，在此处逗留1周余，果如之前所言，此翁将肝病转阴几乎例无虚发。愚暗喜不枉此行，遂带些许薄礼、红包等执弟子礼仪拜见此翁，不料此翁却拒绝收礼，亦拒绝收徒，曰：尔若为看病而来，请排队就医，若为秘方而来，请回。愚当场被泼冷水，但拜师之心不死，古有刘备三顾茅庐，今有笔者五临草棚，愚前后5次拜访尽皆被拒，愚晓之以理，大之以义，曰：我13亿同胞，有肝病者十之有一，近1亿3千万，医者当有菩萨心肠，今笔者愿对天起誓，前辈传我之肝病秘方，如不能救苦救难反用此方牟取暴利，人神共愤。前辈见我如此虔诚，乃曰：愚不求名利于凡尘，不求地位于人间，且愚将不久于人世，愚观尔确系有心之人，愚今送尔一名号，愿尔淡泊名利，以治病救人为宗旨，若以后著书立作，署名中医鬼谷子，你我亦不以师徒相称。遂将秘方传于愚。6个月后此翁仙逝。从此，愚所有相关名号皆为中医鬼谷子，包括QQ号、微信号、论坛号等，以纪念此翁授方之恩。

有必要说明的是，秘方非怪方，秘方公布出来，也就没有那么神秘，但其疗效却有惊人之力，且但凡秘方，皆无方解，盖因秘方治病大多辨病而少辨证，大有专病专方之意，然愚以为辨证乃中医核心，愚临证大多辨证大于辨病，故愚将老翁所授之秘方参考一代肝病大师关幼波之学术精华辨证分型为7方，将辨病与辨证有机之结合，更好服务于临床。然证型为死，临证须活，此7方乃为基本证型，临证之时或可出现两种或以上证型同时出现，更需医者灵活运用，方能解患者疾苦于须臾之间。

或问曰：既然此方治疗肝病之效果犹如小李飞刀例无虚发，为何一定要将此方分为7方呢？岂不多此一举？

答曰：此秘方虽治疗肝病神效，但原始秘方大多为清热之品，在实际临床中，大部分兼有其他阳虚或寒性体质的人服用之后出现不良反应，比如腹泻、怕冷等临床表现，这样不仅让部分病人痛苦，同时也延长了肝病治愈的时间，经过辨证分型之后，病人1年治愈的时间缩短到10个月，10个月的缩短到6个月，且避免了秘方的不良反应，此举非但不是多此一举，诚属创新的继承秘方之典型代表，况集一代肝病大师关幼波之学术精华与民间秘方于一体，可谓绝配也，岂不快哉？

秘方方义很难完整诠释，所分之7种证型却不难理解，现将部分药物之药性依据罗列如下，以供参考。

鸡骨草，又名黄头草、黄仔强、大黄草、猪腰草、红母鸡草、石门坎、黄食草、细叶龙鳞草。为豆科植物广州相思子的干燥全株。甘、微苦，凉。归肝、胃经。清热解毒，舒肝止痛。用于黄疸，胁肋不舒，胃脘胀痛；急、慢性肝炎，乳腺炎，两广民间用鸡骨草来治疗黄疸病的历史由来已久，在《岭南采药录》《岭南草药志》《广东中药》《南宁市药物志》《中国药用植物图鉴》等书中均有记载。随着这种民间草药的发掘，自20世纪50年代以来，临床用来治疗各种类型的肝炎有比较深入的研究。鸡骨草还可在春夏潮湿季节用来煲汤作食疗。《南宁市药物志》：消炎解毒，治传染性肝炎、跌打驳骨。广州部队《常用中草药手册》：清热利湿，舒肝止痛。治急性肝炎、慢性肝炎、肝硬化腹水、胃痛、小便刺痛、蛇咬伤。

不难看出，此秘方之君药便是鸡骨草，有人曾日服鸡骨草鲜品60～120g，单味治疗肝病，亦获痊愈之佳效。


**附方**

一味鸡骨草饮：鸡骨草60～120g。

**主治**：①急性肝炎，全身皮肤、巩膜黄染，色鲜明，纳差，上腹部饱胀，小便色黄，或伴恶寒发热。②慢性迁延性或活动性肝炎，肝炎症状反复发作，实验室检查酶谱增高，免疫功能不全，蛋白电泳异常，也可出现肝掌、蜘蛛痣等体征，"乙肝两对半"检查异常，具有传染性。③肝硬化腹水，肝炎后肝硬化失代偿期，常见腹水、肝掌、蜘蛛痣及白蛋白、球蛋白比例倒置等，亦可合并门静脉高压、脾大。

重楼，别名蚤休、蚩休、重台根、整休、草河车、重台草、白甘遂、金线重楼、虫蒌、九道箍、鸳鸯虫、枝花头、螺丝七、海螺七、灯台七、白河车、螺陀三七、土三七，又名七叶莲。其特征是由一圈轮生的叶子中冒出一朵花，花的形状像极了它的叶子，它可以分成两个部分，外轮花及内轮花，外轮花与叶子很像，约有6片，而内轮花约有8片，重楼的叶序属轮生叶，片数有个体差异、从4～14片都有，"七叶"只是名称。花的结构特别：叶心如轮状会开花，花萼为绿色，花瓣呈细丝带状。分布：恩施、宜昌、十堰、襄阳、黄冈、咸宁、神龙架林区。苦，凉。小毒。归心、肝、肺、胃、大肠经。功能：败毒抗癌、消肿止痛、清热定惊、镇咳平喘。主治：痈肿、肺痨久咳、各种肝炎、跌打损伤、蛇虫咬伤、淋巴结核、骨髓炎等症，是云南白药的主要成分之一。

五味子，为木兰科植物五味子或华中五味子的干燥成熟果实。前者习称"北五味子"，后者习称"南五味子"。秋季果实成熟时采摘，晒干或蒸后晒干，除去果梗及杂质。《新修本草》载"五味皮肉甘酸，核中辛苦，都有咸味"，故有五味子之名。《本经》但云味酸，当以木为五行之先也。五味子分为南、北两种。古医书称它荎蕏、玄及、会及，最早列于神农本草经上品中药，能滋补强壮之力，药用价值极高，有强身健体之效，与琼珍灵芝合用治疗失眠。五味子具有非凡的功效，其中包括保肝及再生肝组织，肝是人体的中枢解毒器官，负责滤除有毒物质，以免对人体造成伤害。五味子能促进肝的解毒过程、保护肝免受毒害，并能再生因滥用酒精、药物或肝炎而受损的肝组织。五味子亦能有效地降低不断升高的转氨酶——丙氨酸氨基转移酶（SGPT/ALT，20天内降低75%）和甲胎蛋白（AFP，最广泛用于生化血液检验以检测肝癌）水平，比起广为人知的水飞蓟宾，其效用更安全。醋氨酚（一种常用的退热镇痛药）足以降低肝的谷胱甘肽（GSH）水平，可能造成肝受损。五味子能加速醋氨酚的代谢率及减低GSH耗损，帮助保护肝。人体测试结果显示，五味子对于患有因病毒所引起之慢性肝炎者（包括A型、B型、

C型、D型和E型）尤其有效。事实上，根据中国的一项临床试验报告显示，它在治疗肝炎病人方面有76%成功率，而且没有任何不良反应。五味子具有消炎作用，以制止肝损伤，激活合成代谢过程以促进受损肝细胞的修复，并能增强脱氧核糖核酸（DNA）合成物和鸟氨酸脱羧酶的活性，再生肝细胞。四氯化碳（$CCl_4$）是其中一种对肝最具毒害的物质。无数的研究显示，五味子的强效保肝功效能对抗$CCl_4$的毒害作用。由此可见，五味子在保护肝免受日常毒素侵害方面有很大的功效。

曾有人单用一味五味子来调整转氨酶，可见其对肝之作用不亚于西药，堪称肝病之要药也。

**附方**

一味五味子汤：五味子10g。

**功效**：保肝护肝，降转氨酶，安神补虚。

## 链接：神农架的神话传说

在燕子垭和塔坪一带，流传着一个关于小龙女的故事，最为美丽动人。传说，美丽的小龙女一直住在塔坪的熊洞子河边的一个山洞里，和当地百姓和睦相处。逢年过节，老百姓经常到小龙女那里借用碗筷家什，用完后放到洞口就行了。一次，村里一个顽皮好奇的后生，还回了家什后竟躲在一旁，想看个究竟。待小龙女出来收拾家什时，后生突然冲了出来。小龙女受到了惊吓，一瞬间就返回了洞里。以后村里人再也借不到东西了。

木鱼镇有个地方名"麂子沟"，当地老人嫌俗气，说，这里实际上应该叫"寄子沟"，传说从前有个将要临产的妇女，路过这里时，产下了婴儿。因她要去武当朝圣，不便带着婴儿上路，就把孩子寄养在这里。等她朝圣回来再经过这里，看见孩子和一只大羊子（野羊）在一起，大羊子把孩子当成自己的孩子喂养着。这里因此得名"寄子沟"。

湖北神农架人文背景：神农架据传是华夏始祖、神农炎帝在此搭架采药、疗民疾矢的地方。他在此"架木为梯，以助攀援""架木为屋，以避风雨"，最后"架木为坛，跨鹤升天"。神农炎帝是华夏文明开创者之一，后人将其丰功伟绩列陈有八：训牛以耕，焦尾五弦，积麻衣革，陶石木具，首创农耕，搭架采药，日中为市，穿井灌溉。为缅怀祖先，颂其伟业，林区人民政府于1997年开始在神农架主峰南麓小当阳兴建神农祭坛一座，塑其雕像于群山之中，但见牛首人身的神农氏双目微闭，似思似眠，神农塑像与千年古朴相拥而立，景致浑宏，气宇不凡，蔚为壮观。

### 神农架高人授方感念

仙翁已随华佗去，神农空余华佗棚。
高人一去不复返，秘方七首重悠悠。
龙女羞羞燕子垭，羊孩咩咩寄子沟。
赠名中医鬼谷子，授方仙翁永不死。

# 茵陈泻胆汤

茵陈20g，金钱草20g，虎杖10g，地耳草15g，垂盆草15g，鸡骨草15g，珍珠草15g，焦山楂10g，柴胡3g。

治湿热黄疸症见发热烦渴，身目黄色鲜明如橘子色，小便色深如浓茶，伴食欲减退或恶心呕吐，大便不畅，腹胀胁痛，舌质红，苔黄腻，脉弦数等；肝胆湿热症见胁肋胀痛灼热，腹胀厌食，口苦泛恶，小便短赤或黄，大便不调，或身目发黄，舌红苔黄腻，脉弦数等；或胁下有痞块按之疼痛，目黄，小便黄，身黄，色鲜明如橘子色，发热，口苦，纳差，恶心呕吐，腹胀，大便或闭或溏，舌红，苔黄腻，脉弦数或弦滑；或阴囊湿疹，或睾丸肿胀热痛，或带下黄臭，外阴瘙痒等；肝胆湿热证之各种肝炎；以及肝胆湿热之胆石症。

治疗黄疸之阴黄：加附子、干姜。

治疗胆石症：加大金钱草至30～60g，鸡内金、琥珀。

治疗肝炎：加大鸡骨草至30～60g。

茵陈，为菊科植物滨蒿或茵陈蒿的干燥地上部分。春季幼苗高6～10cm时采收或秋季花蕾长成至花初开时采割，除去杂质和老茎，晒干。春季采收的习称"绵茵陈"，秋季采割的称"花茵陈"。又名绵茵陈、茵陈蒿、白蒿、牛至、因尘、马先、绒蒿、安吕草松毛艾、田耐里（客家话）。苦、辛，微寒。归脾、胃、肝、胆经。清热利湿；退黄。主治：黄疸、小便不利、湿疮瘙痒、传染性黄疸型肝炎。西医药理学研究表明，茵陈有利胆、保护肝功能、解热、抗炎、降血脂、降压、扩冠等作用。茵陈有显著的保肝作用，对甲型肝炎、乙型肝炎、黄疸型肝炎有显著的疗效。有利胆、促进胆汁分泌、增加胆汁中胆酸和胆红素排出的作用。能增加心脏冠脉血流，改善微循环，并有降血压、降血脂、抗凝血、利尿解热平喘、驱除蛔虫及抑制多种致病性皮肤真菌与细菌的作用。

治发黄，脉沉细迟，肢体逆冷，腰以上自汗：茵陈100g，附子1个作8片，干姜（炮）75g，甘草（炙）50g。上为粗末，分作4剂，水煎服（《玉机微义》茵陈四逆汤）。

治病人身如金色，不多语言，四肢无力，好眠卧，口吐黏液：茵陈蒿、白鲜皮各50g。上二味粗捣筛。每服15g，水一盏，煎至六分，去渣，食前温服，日三（《圣济总录》茵陈汤）。

治一切胆囊感染：茵陈30g，蒲公英12g，忍冬藤12g，川大黄10g。水煎服（《青岛中草药手册》）。

传说华佗给一黄痨病人治病，苦无良药，无法治愈。过了一段时间，华佗发现病人突然好了，急忙问他吃了什么药？他说吃了一种绿茵茵的野草。华佗一看是青蒿，便到地里采集了一些，给其他黄痨病人试服，但试了几次，均无效果。华佗又去问已痊愈的病人吃的是几月的蒿子，他说三月里的。华佗醒悟到，春三月阳气上升，百草发芽，也许三月蒿子有药力。第二年春天，华佗又采集了许多三月间的青蒿，给黄痨病人们服用，果然吃一个好一个，但过了三月青蒿却又没有功效了。为摸清青蒿的药性，第三年，华佗又把根、茎、叶进行分类试验。临床实践证明，只有幼嫩的茎叶可以入药治病，并取名"茵陈"。这就是"华佗三试青蒿草"的传说。他还编歌供后人借鉴："三月茵陈四月蒿，传于后人切记牢。三月茵陈治黄痨，四月青蒿当柴烧。"

或问曰：此方之茵陈、金钱草、虎杖、地耳草、垂盆草、鸡骨草、珍珠草皆能利胆退黄，乃得名茵陈泻胆汤，且金钱草乃结石之要药，然焦山楂是何作用？柴胡仅3g，又是为何呢？

答曰：此方之精妙全赖焦山楂、柴胡此二味之妙用也。山楂乃祛脂要药，脂者痰湿也，今肝胆湿热，虽有大量清热利湿、利胆退黄之药，然尽皆祛湿之品，然"见肝之病，知肝传脾，当先实脾"。山楂健脾以澄湿之源，且焦山楂乃有止泻痢之功效，恰能防大量寒凉之品以伤肠胃之弊，诚妙用也。柴胡仅用3g，乃是取其引药入肝胆经也，同时能引经入肝胆二经者常用之药唯柴胡与青皮也，然青皮乃破气之品，攻伐太过，肝乃体阴用阳之脏，不可轻易用之，肝为将军之官，其性刚果，峻药用之，恐转激发其反动之力，故更不可用之。今愚将各经引经之药悉数罗列如下。

引经药分为如下两类。

（1）按十二经记述：

| | |
|---|---|
| 手太阴肺经 | 桔梗，升麻，葱白，辛夷 |
| 手阳明大肠经 | 白芷，石膏 |
| 足太阴脾经 | 升麻，苍术 |
| 足阳明胃经 | 白芷，石膏，葛根 |
| 手少阴心经 | 细辛，黄连 |
| 手太阳小肠经 | 木通，竹叶 |
| 足少阴肾经 | 肉桂，细辛 |
| 足太阳膀胱经 | 羌活 |
| 手厥阴心包经 | 柴胡，牡丹皮 |
| 手少阳三焦经 | 连翘，柴胡 |
| 足厥阴肝经 | 柴胡，川芎，青皮，吴茱萸 |
| 足少阳胆经 | 柴胡，青皮 |

（2）按六经记述：

| | |
|---|---|
| 太阳经 | 羌活，防风，藁本 |
| 阳明经 | 升麻，葛根，白芷 |
| 少阳经 | 柴胡 |
| 太阴经 | 苍术 |
| 少阴经 | 独活 |
| 厥阴经 | 细辛，川芎，青皮 |
| 足少阴肾经 | 肉桂，细辛 |

# 附：十二经补泻温凉引经药歌

## 心　经

问君何药补心经，远志山药共麦冬，

枣仁当归天竺黄，六味何来大有功。

玄参苦，黄连凉，木香贝母泻心强；

凉心竹叶犀牛角，朱砂连翘并牛黄。

温心藿香石菖蒲；引用细辛独活汤。

## 心包经

地黄一味补包络；泻用乌药并枳壳；

温肉桂；凉栀子；柴芎青皮是引药。

## 肝　经

滋补肝经枣仁巧，薏苡木瓜与贡胶；

泻肝柴胡并白芍，青皮青黛不可少；

胡黄连，龙胆草，车前甘菊凉肝表；

温肝木香吴茱桂；引用青皮川芎好。

## 脾　经

补脾人参绵黄芪，扁豆白术共陈皮，

莲子山药白茯苓，芡实苍术甘草宜。

泻脾药，用枳实，石膏大黄青皮奇。

温脾肉桂丁藿香，附子良姜胡椒粒。

滑石玄明凉脾药；白芍升麻引入脾。

## 肺 经

补肺山药共麦冬，紫菀乌梅与参苓，

阿胶百部五味子，绵州黄芪更奏灵。

紫苏子，与防风，泽泻葶苈泻肺经，

更有枳壳桑白皮，六味泻肺一般同。

温肺木香冬花寻，生姜干姜白蔻仁；

凉肺黄芩与贝母，人溺栀子沙玄参。

马兜铃，瓜蒌仁，桔梗天冬必去心；

引用白芷与升麻，连须葱白用几根。

## 肾 经

补肾山药甘枸杞，螵蛸龟甲与牡蛎，

杜仲锁阳巨胜子，山萸苁蓉共巴戟，

龙虎骨，怀牛膝，五味菟丝与芡实，

再加一味怀熟地，共补肾经十八味。

泻肾不必多求方，知母泽泻两相当。

温肾肉桂并附子，鹿茸故纸海沉香，

亦温肾，腽肭脐；凉肾知柏地骨皮，

再加一味牡丹皮；引用独活肉桂奇。

## 胃 经

补胃需用苍白术，半夏扁豆绵黄芪，

芡实莲肉共百合，山药还加广陈皮。

泻胃火，亦如脾，再加一味南枳实，

更添芒硝与大黄，多加石膏泻更急。

温胃木丁与藿香，益智吴萸与良姜，

香附白肉草豆蔻，厚朴胡椒生干姜。

凉胃葛根条黄芩，滑石黄连玄花粉，
知母连翘石膏斛，栀子升麻竹茹寻，
十三味药凉胃火；白芷升麻引胃药。

## 胆　经

补胆龙胆与木通；柴胡青皮泻胆经。
温用陈皮制半夏，更加生姜与川芎。
凉用竹茹与黄连；引用尽皆同肝经。

## 大肠经

问君大肠何药补，左旋牡蛎白龙骨，
桔梗米壳诃子皮，山药肉蔻并莲肉。
川大黄，南槟榔，枳壳石斛泻大肠，
再加芒硝桃麻仁，葱白三寸泻更强。
干姜肉桂吴茱萸，三者同时能温肠，
引药尽皆同胃经；槐花条芩凉大肠。

## 小肠经

小肠石斛牡蛎补；泻用木通共紫苏，
连须葱白荔枝核，同为泻剂君知否。
如若小肠要求温，大小茴香乌药根；
凉用黄芩天花粉；引用羌活与藁本。

## 膀胱经

橘核菖蒲补膀胱，益智续断龙骨良；
泻用芒硝车前子，泽泻滑石石韦帮。
温用乌药并茴香；凉用黄柏生地黄，
甘草梢，亦属凉；引用尽皆同小肠。

## 三焦经

滋补三焦用益智，更加甘草与黄芪；

泻用栀子并泽泻；温用姜附颇有益。

原石膏，地骨皮，清凉三焦功效急。

引入三焦不用别，药与肝胆无差异。

### 满江红——茵陈泻胆汤

湿热黄疸，胆石症，区区肝炎。

身尽黄，口苦纳差，恶心呕吐。

二十金钱茵陈蒿，十五珍珠鸡骨草。

视等闲，茵陈泻胆在，病休狂！

地耳草，虎杖根，柴胡少，引经好。

垂盆草，健脾胃山楂炒。

湿热带下黄又臭，阴囊潮湿痒且厚。

从肝胆，收拾湿和热，拜岐黄！

# 五仙散

炒山楂、炒神曲、炒麦芽、炒谷芽、炒鸡内金各等份。

治脾胃虚之纳呆食少、消化不良、小儿挑食、厌食、腹胀、面黄肌瘦等。

炒山楂、炒神曲、炒麦芽为炒三仙；炒麦芽、炒谷芽合称炒二芽；以上4味加炒鸡内金合称炒五仙。

山楂，又名山里红、红果、胭脂果，为蔷薇科植物山里红或山楂的干燥成熟果实，质硬，果肉薄，酸甜适中，风味独特。山楂有很高的营养价值和医疗价值，老年人常吃山楂制品能增强食欲，改善睡眠，保持骨骼和血液中钙的恒定，预防动脉粥样硬化，因此，山楂被视为"长寿食品"。味酸、甘，性微温。归脾、胃、肝经。功效：开胃消食，化滞消积，活血散瘀，化痰行气。用于肉食滞积、癥瘕积聚、腹胀痞满、瘀阻腹痛、痰饮、泄泻、肠风下血等。

山楂浑身是宝：

山楂实——煮汁服，止水痢。沐头洗身，治疮疡。

山楂核——吞之，化食磨积，治疝。

山楂木——水痢，头风身痒。

山楂根——消积，治反胃。

山楂茎叶——煮汁，洗漆疮。

**相关链接：**

## 山楂的传说（一）

相传山东青州市境内有座驼山，山脚下有位姑娘叫石榴。她美丽多情，早就爱上了一位名叫白荆的小伙，两人同住一山下，共饮一溪水，情深意厚。不幸的是，石榴的美貌惊动了皇帝，官府来人抢走了她并欲迫其为妃。石榴宁死不从，骗皇帝要为母守孝100天。皇帝无奈，只好找一幽静院落让其独居。石榴被抢走以后，白荆追至南山，日夜伫立山巅守望，日久竟化为一棵小树。石榴逃离皇宫寻找到白荆的化身，悲痛欲绝，扑上去泪下如雨。悲伤的石榴也幻化为树，并结出鲜亮的小红果，人们叫它"石榴"。皇帝闻讯命人砍树，并下令不准叫"石榴"，叫"山渣"——山中渣滓，但人们喜爱刚强的石榴，即称她为"山楂"。

## 山楂的传说（二）

南宋绍熙年间，宋光宗最宠爱的黄贵妃生了怪病，她突然变得面黄肌瘦，不思饮食。御医用了许多贵重药品，都不见效。眼见贵妃一日日病重起来，皇帝无奈，只好张榜招医。一位江湖郎中揭榜进宫，他在为贵妃诊脉后说："只要将'棠球子'（即山楂）与红糖煎熬，每饭前吃5～10枚，半月后病准会好。"贵妃按此方服用后，果然如期病愈了。于是龙颜大悦，命如法炮制。后来，这酸脆香甜的山楂传到民间，这就是我们小时候吃的冰糖葫芦。

炒神曲，为全麦粉和其他药物（青蒿、苍耳、辣蓼、杏仁、赤小豆等芽）混合后经发酵而成的加工品。取神曲置锅内炒至外表呈焦黑色、内部焦黄色，取出，喷洒些水，放凉，即为焦神曲。神曲经发酵而成，凡发酵之品都有健脾胃助消化的作用，因此，对于饮食内伤所致的消化不良、胸痞腹胀颇有效验。神曲性温，归脾胃经，具有消食化积、健脾和胃的功效。主要用于饮食停滞，消化不良，脘腹胀满，食欲缺乏，呕吐泻痢以及妇人产后瘀血腹痛，小儿腹大坚积等病证。神曲含有酵母菌、淀粉酶、麦角甾醇、挥发油、脂肪、蛋白质及维生素B等成分。故有极好的消食导滞，和胃止呕，解胀治痢，增加食欲，促进代谢等作用。临床上可用于治疗慢性胃炎、萎缩性胃炎、急性胃肠炎、阿米巴痢疾、腹胀、腹痛、腹泻以及小儿单纯性消化不良、厌食、食积等多种疾病。平日人们嫌它外表"老土"，价格低廉，不屑一顾。其实，只要运用得法，可谓神曲显"神"，功效卓著，价廉效显。

炒麦芽，甘，平。归脾、胃经。功效：行气消食，健脾开胃，退乳消胀。主治：食积不消，脘腹胀痛，脾虚食少，乳汗郁积，乳房胀痛，妇女断乳。

炒谷芽，甘，温。入脾、胃经。功效：健脾开胃，和中消食。主治：宿食不化，胀满，泄泻，不思饮食。

鸡内金，为脊椎动物雉科家鸡的砂囊角质内膜。甘，平。归脾、胃、小肠、膀胱经。俗称鸡肫皮。具有消食积、止遗尿的功效。临床上广泛应用于食积不化、小儿疳积、遗尿、遗精，又可用于胆结石、尿路结石等病症的治疗。

## 浣溪沙——五仙散

山楂神曲麦芽炒，
健胃消食三仙少，
腹胀挑食几剂好？

巧夺天工谷芽炙，
神工鬼斧内金烤，
有此五仙疾病跑！

**龙鹿煎**

---

伏龙肝（包煎）30g，鹿角霜（先煎）15g，煅牡蛎（先煎）15g，炮姜10g，肉桂（后下）3g。

---

治脾胃虚寒症见纳呆腹胀、脘腹痛而喜温喜按、口淡不渴、四肢不温、大便稀溏、常因天气变冷、感寒食冷品而引发疼痛，疼痛时伴有胃部寒凉感，得温症状减轻。胃痛隐隐，绵绵不休，冷痛不适，空腹痛甚，得食则缓，甚或反酸，或呕吐，或胃出血之吐血，便血，劳累或食冷或受凉后疼痛发作或加重，泛吐清水，食少，神疲乏力，舌淡胖嫩，舌苔白润，脉沉迟；或脾肾阳虚型或妇女虚寒带下，或虚寒型崩漏，或小便频数，或男子阳痿早泄，舌白，脉沉迟。

此方首次运用于脾胃虚寒型胃溃疡，对反酸，胃出血，吐或泄神效。后运用于妇科肾阳虚型带下，崩漏证效果亦佳，对于肾阳虚型小便频数，男子阳痿早泄皆效。

伏龙肝，又名灶中黄土、釜下土、釜月下土、灶心土，属于铝化合物类，本品为久经柴草熏烧的灶底中心的土块。在拆修柴火灶（或烧柴的窑）时，将烧结的土块取下，用刀削去焦黑部分及杂质即得。味辛，微温，归脾、胃经，功效：温中燥湿，止呕止血。治呕吐反胃，腹痛泄泻，吐血、衄血、便血、尿血，妇女妊娠恶阻，崩漏带下，痈肿溃疡。《本草汇言》："伏龙肝，温脾渗湿，性燥而平，气温而和，味甘而敛，以藏为用者也。"故善主血失所藏，如《金匮方》之疗先便后血；《别录》方之止妇人血崩，漏带赤白；《蜀本草》之治便血血痢，污秽久延；杂病方之定心胃卒痛，温汤调服7剂即定。如藏寒下泄，脾胃因寒湿而致动血络，成一切失血诸疾，无用不宜尔。《本草便读》："伏龙肝即灶心土，须对釜脐下经火久炼而成形者，具土之质，得火之性，化柔为刚，味兼辛苦。其功专入脾胃，有扶阳退阴散结除邪之意。凡诸血病，由脾胃阳虚而不能统摄者，皆可用之。"《金匮要略》黄土汤即此意。伏龙肝性温而和，"以藏为用"，善于温中止血，凡吐衄、便血、崩漏属于虚寒者宜之。应用时，可单味应用，治吐血，即单用本品研末水煎饮服；《广利方》治吐血、鼻衄不止，单用本品水淘取汁，和蜜同服。若虚寒出血，量多不止，阴血易耗，常配温阳之品，以增温中止血之效，更宜佐以滋阴、养血之品同用，俾温阳而不伤阴，滋阴而不碍和阳。如《金匮要略》治"下血，先便后血"之黄土汤，用本品配以附子、干地黄、阿胶等；《妇人良方》"疗经血不止方"，亦用本品配以艾叶、生姜、生地黄等。用于脾胃虚寒之呕吐，泄泻。伏龙肝质重而性温燥，有温脾暖胃，降逆止呕，祛湿止泻之功。治虚寒呕吐、反胃者，可单味应用。若配党参、半夏、生姜等同用，以增温中止呕之效；若妇女妊娠恶阻，常配紫苏梗、砂仁、白术等同用，以和胃，安胎。治脾虚泄泻不止，常配白术、干姜、煨肉豆蔻、五味子等同用，以温中涩肠止泻。

民间传说：

宋代著名儿科医生钱乙，著有《小儿药证直诀》人们尊称他为"儿科之圣"。钱乙做过一段时间的翰林医官。一天，宋神宗的皇太子突然生病，请了不少名医诊治，毫无起色，病情越来越重，最后开始抽筋。皇帝见状十分着急。这时，有人向皇帝推荐钱乙。于是，钱乙被召进宫内。皇帝见他身材瘦小，貌不出众，有些小看他，但既然召来，只好让他为儿子诊病。钱乙从容不迫地诊视一番，要过纸笔，写了一贴"黄土汤"的药方。心存疑虑的宋神宗接过处方一看，见上面有一味药竟是黄土，不禁勃然大怒道："你真放肆。难道黄土也能入药吗？"钱乙胸有成竹地回答说："据我判断，太子的病在肾，肾属北方之水，按中医五行原理，土能克水，所以此症当用黄土。"宋神宗见他说得头头是道，心中的疑虑已去几分，正好这时太子又开始抽筋，皇后一旁催促道："钱乙在京城里颇有名气，他的诊断很准确，皇上勿虑。"于是，皇帝命人从灶中取下一块焙烧过很久的黄土，用布包上放入药中一起煎汁。太子服下1剂后，抽筋便很快止住。用完2剂，病竟痊愈如初。这时，宋神宗才真正信服钱乙的技术，把他从翰林医官提升为很高荣誉的太医丞。

鹿角霜，鹿科动物梅花鹿或马鹿等的角熬制鹿角胶后剩余的骨渣。梅花鹿栖于混交林、山地草原及森林近缘。分布于东北、华北、华东、华南。梅花鹿为国家一级保护动物，目前野生较少，禁止捕猎。吉林、辽宁、河北、四川等地有饲养；马鹿栖于混交林及高山的森林、草原，分布于东北、西北、内蒙古等地。古代在制取鹿角霜的过程中，有不提出鹿角胶质者，也有加入其他辅料药者。咸，温。归肝、肾经。功能：温肾助阳，收敛止血。用于脾肾阳虚，腰膝冷痛，阳痿遗精，尿频遗尿；脾胃虚寒，食少便溏，崩漏带下，创伤出血，疮疡久不愈合，痈疽痰核。

牡蛎，含80%～95%的碳酸钙、磷酸钙，《中国药典》1995年版对牡蛎的炮制规定为"取净牡蛎，照明煅法煅至酥脆"。煅牡蛎：收敛固涩除酸的作用强，治疗胃痛、胃酸等。咸，微寒。归肝、胆、肾经。功效：收敛固涩，制酸止痛，重镇安神，软坚散结。应用：滑脱诸症（自汗、盗汗、尿频、带下、崩漏、遗精等），胃痛泛酸，心神不安，失眠，肝阳上亢，头晕目眩等。

炮姜，为干姜的炮制加工品。性味苦、涩，温。辛、热。归脾、胃、肾、心、肺经。功效：温经止血，温中止痛。功能主治：温中散寒，温经止血。用于脾胃虚寒，腹痛吐泻，吐衄崩漏，阳虚失血。《医学入门》："温脾胃，治里寒水泄、下痢肠辟、久疟、霍乱、心腹冷痛胀满，止鼻衄、唾血、血痢、崩漏。"《本草正》："阴盛格阳，火不归元，及阳虚不能摄血而为吐血、下血者，但宜炒熟留性用之，最为止血要药。"《得配本草》："炮姜守而不走，燥脾胃之寒湿，除脐腹之寒瘕，暖心气，温肝经，能去恶生新，使阳生阴长，故吐衄下血有阴无阳者宜之。"

现代研究表明，肉桂具有抗溃疡作用：肉桂水提物腹腔注射，可防止大鼠应激性溃疡，灌胃或腹腔注射也可抑制5-羟色胺引起的大鼠胃溃疡，抗溃疡作用不仅能抑制胃液分泌，而且能促进胃黏膜的血流量。

某女，42岁，形寒肢冷，胃部冷痛，反酸，偶有吐血，黑色便，并见白带清稀量多，小便频数，月经淋漓月余，舌淡白，脉沉迟。西医经消化内科，泌尿科，妇科分别予以胃三联疗法，尿道炎消炎，妇科消炎止带止血，效皆不理想，遂慕名求中医于愚处，愚之学生打算以附子理中丸合黄土汤合缩泉丸合完带汤合右归丸加减进行治疗，愚曰：尔之中医基础确实扎实，如此复杂之病情，尔尽皆给出恰当之处方，然此药开出，病人恐怕要用麻袋才能装一副药，如此似有不妥，今此女虽病情复杂，医理却简单之极，不过阳虚耳。今愚仅以五味药，须臾之间，定让此女诸症皆解。让尔感知何为中医之博大精深，何为效若桴鼓。遂拟方龙鹿煎，2剂而痊愈，嘱其服用附子理中丸善后，至今未发。

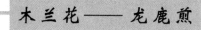

**木兰花——龙鹿煎**

伏龙炮姜鹿角霜，肉桂后下牡蛎煅。
脾胃虚寒胃出血，反酸呕吐或便血。

肾阳不足白带泻，小便频数月经崩。
阳痿早泄顷刻间，以上诸症龙鹿煎。

# 英连饮

蒲公英15g，黄连6g，乌贼骨15g，鸡冠花10g，苍术10g，厚朴10g，肉桂（后下）1g。

治脾胃湿热症见胃脘灼热疼痛，嘈杂泛酸，口干口苦或吐血，渴不欲饮，或口甜黏浊，食甜食则冒酸水，纳呆恶心，身重肢倦，小便色黄，大便不畅或黑便，舌苔黄腻，脉象滑数。

此方首次运用于脾胃湿热型胃溃疡，对反酸，胃出血，吐或泄神效。后运用于妇科湿热型带下，崩漏证效果亦佳，对于湿热型小便不利甚或小便带血或男子阳痿早泄皆效。此方与龙鹿煎为同病异治的经典方对。

蒲公英，甘、微苦，寒。清热解毒，消肿散结。主治：上呼吸道感染、眼结膜炎、流行性腮腺炎、高血糖、乳痈肿痛、胃炎、痢疾、肝炎、胆囊炎、急性阑尾炎、泌尿系感染、盆腔炎、痈疖疔疮、咽炎、急性乳腺炎、淋巴腺炎、瘰疬、疔毒疮肿、急性结膜炎、感冒发热、急性扁桃体炎、急性支气管炎、尿路感染。《本草新编》：蒲公英，至贱而有大功，惜世人不知用之。阳明之火，每至燎原，用白虎汤以泻火，未免太伤胃气。盖胃中之火盛，由于胃中土衰也，泻火而土愈衰矣。故用白虎汤以泻胃火，乃一时之极宜，而不可恃之为经久也。蒲公英亦泻胃火之药，但其气甚平，既能泻火，又不损土，可以长服久服而无碍。凡系阳明之火起者，俱可大剂服之，火退而胃气自生。但其泻火之力甚微，必须多用，一两，少亦五六钱，始可散邪辅正耳。或问，蒲公英泻火，止泻阳明之火，不识各经之火，亦可尽消之乎？曰：火之最烈者，无过阳明之焰，阳明之火降，而各经余火无不尽消。蒲公英虽非各经之药，而各经之火，见蒲公英而尽伏，即谓蒲公英能消各经之火，亦无不可也。广州部队《常用中草药手册》：清热解毒，凉血利尿。治疗疮、皮肤溃疡、眼疾肿痛、消化不良、便秘、蛇虫咬伤、尿路感染。

乌贼骨，又名海螵蛸，为乌贼科动物无针乌贼或金乌贼的干燥内壳。分布于浙江、福建、山东等地。味咸、涩，性温。归肝、肾经。具有收敛止血，涩精止带，制酸止痛，收湿敛疮之功效。常用于吐血衄血，崩漏便血，遗精滑精，赤白带下，胃痛吞酸；外治损伤出血，湿疹湿疮，溃疡不敛。《现代实用中药》："为制酸药，对胃酸过多、胃溃疡有效。"

鸡冠花，性凉，味甘、涩。收敛止血，止带，止痢。用于吐血、崩漏、便血、痔血、赤白带下、久痢不止。对阴痒、阴中灼痛效佳。

黄连清热解毒，苍术祛湿，厚朴芳香化湿，行气，少佐肉桂以制黄连，蒲公英等之寒，肉桂可谓一药多用，诚妙哉也。全方配伍精妙，临

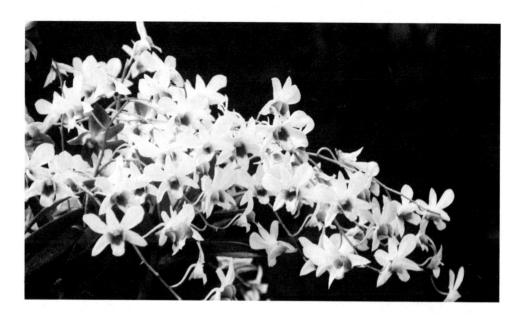

证加减，治疗范围更广。

某女，38岁，胃部灼热样疼痛多年，西医诊断为十二指肠溃疡（伴有幽门螺杆菌感染），予以克拉霉素、替硝唑、奥美拉唑等进行治疗，起初尚能控制病情，之后效果便不再明显，遂寻求中医治疗，愚四诊得知，其胃部灼热样疼痛，嘈杂泛酸，纳呆恶心，身重肢倦，小便色黄，大便已经出现黑便，带下黄臭，阴痒，阴中灼痛而无法同房，夫妻关系紧张，舌苔黄腻，脉象滑数。愚不假思索，投方英连饮，3剂而胃安，5剂而带下，阴痒，阴中灼痛尽消，其感激不尽，英连饮不仅治好其多年胃病，且同时将其妇科病一并解决，从而挽救了一个即将破碎的家庭，其丈夫更是欣喜不已，一方英连饮，二人合家欢。

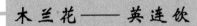

## 木兰花——英连饮

胃脘灼痛反酸狂，甚或吐血及便血。
湿热带下臭又黄，阴痒阴痛不同房。

公英黄连鸡冠长，苍术厚朴海螵蛸。
肉桂反佐抗溃疡，此方精妙万年扬。

口臭三叶饮

佩兰叶、荷叶、薄荷叶各等份，代茶饮。

治湿热口臭，泄泻，血热吐衄，便血，喉部不适，能祛脂，减肥，降压。

佩兰，为菊科植物佩兰的地上部分，多年生草本，高40～100cm。又名鸡骨香、水香（《本经》）。分布于河北、山东、江苏、广东、广西、四川、贵州、云南、浙江、福建等省区。味辛，性平。归脾、胃、肺经。有解热清暑、化湿健胃、止呕的作用。功能主治：感受暑湿、寒热头痛、湿温内蕴、脘痞不饥、恶心呕吐、口中甜腻、消渴。用于湿浊中阻，脘痞呕恶，口中甜腻，口臭，多涎，暑湿表症，头胀胸闷。《素问·奇病论》："津液在脾，故令人口干也，此肥美之所发也……其气上溢，转为消渴，治之以兰，除陈气也。"《本草经疏》："肺主气，肺气郁结，则上窍闭而下窍不通，胃主纳水谷，胃气郁滞，则水哮不以时化而为痰癖，兰草辛平能散结滞，芬芳能除秽恶，则上来诸症自疗，大多开胃除恶，清肺消痰，散郁结之圣药也。"《时病论》："治五月霉湿，并治秽浊之气：藿香叶一钱，佩兰叶一钱，陈广皮一钱五分，制半夏一钱五分，大腹皮一钱（酒洗），厚朴八分（姜汁炒），加鲜荷叶三钱为引。煎汤服。"

荷叶，莲科莲属多年生草本挺水植物。荷花一般长到150cm高，横向扩展到3米。荷叶最大可达直径60cm，莲花最大直径可达20cm。荷花有许多不同的栽培品种，花色从雪白、黄色到淡红色及深黄色和深红色等花色。广布于南北各地。味苦，性平。归肝、脾、胃经。主要有清热解暑，升发清阳，散瘀止血的功效。用于暑热烦渴，暑湿泄泻，脾虚泄泻，血热吐衄，便血崩漏。荷叶炭用于出血症和产后血晕。《医林纂要》："荷叶，功略同于藕及莲心，而多入肝分，平热、去湿，以行清气，以青入肝也。然苦涩之味，实以泻心肝而清金固水，故能去瘀、保精、除妄热、平气血也。"中药现代研究结果表明，荷叶有降血脂作用。荷叶煎剂治疗高脂血症，1个疗程20日，降胆固醇总有效率达91.3%，其中显效37.8%。有资料报道，荷叶中的生物碱有降血脂作用，且临床上常用于肥胖症的治疗。

薄荷，又名苏薄荷、水薄荷、鱼香草、人丹草、蕃荷菜、野薄荷、夜息香、南薄荷、水薄荷、鱼香菜、狗肉香、水益母、接骨草、土薄荷、人丹草、野仁丹草、苏薄荷、蕃荷菜、五香等。辛，凉。入肺、肝经。功效：疏散风热，清利头目，利咽透疹，疏肝行气。主治：外感风热、头痛、咽喉肿痛、食滞气胀、口疮、牙痛、疮疥、瘾疹、温病初起、风疹瘙痒、肝郁气滞、胸闷胁痛。现代医学常将其用于治疗风热感冒、头痛、咽喉痛、口舌生疮、风疹、麻疹、胸腹胀闷和抗早孕等。另外，薄荷还具有消炎止痛作用。《本经续疏》："吐下则胀满应减，下气则宿食应行，即不减不行，亦宜以宽中理气消导顺降为治，何取于薄荷？不知薄荷之凉，大有似乎豆蔻辈，原能宽中理气，消导顾降者也。特其芳烈外发，不似豆蔻辈内藏，所以重在散发，而治内不专耳。设使恶气宿食既已内扰，仍复托根于表，则非薄荷之内解其结，外剧其根，何以使表里尽除耶。"

减肥者饮用说明：

1．必须是浓茶。虽然只要能泡出颜色来沏多少遍都可以，但除第一泡之外，其他的不可能有减肥效果。

2．基本上一天可冲3～4次。有便秘迹象的人可适当增加次数。大便畅通，对减肥更有帮助。

3．最好是空腹时饮用。在饭前喝下。

4．不必节食。因喝一段时间后，对食物的爱好就会自然发生变化，很多人就不太爱吃荤腥油腻的食物了。

5．不用煮。将一包茶放在茶壶或大茶杯里，倒上开水就可饮了。最好能闷5～6分钟，这样茶叶会更浓。而且就算茶凉，其效果也不会发生变化，所以夏季可冰镇后饮用，味道更佳。

6．孕妇禁用。

7．经常饮用可降血压、降血脂、减肥，防治冠心病、胆囊炎、胆结石、脂肪肝、肥胖症等。被肥胖所困扰的确认为湿热体质的，皆可饮用。

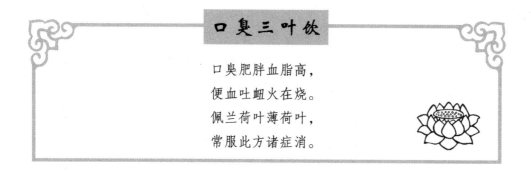

## 口臭三叶饮

口臭肥胖血脂高，
便血吐衄火在烧。
佩兰荷叶薄荷叶，
常服此方诸症消。

# 体阴用阳肝瘤汤

生黄芪20g，生牡蛎30g，浙贝母15g，生鸡内金15g，生山楂15g，炙鳖甲15g，法半夏15g，陈皮15g，茯苓10g，水红花子10g，赤芍10g，丹参15g，泽兰15g，郁金10g，当归10g，柴胡10g。

治肝郁脾虚型肝血管瘤、肝囊肿、肝硬化、肝癌。

2008年，殷某，女，40岁，离异，独自抚养女儿多年，生活压力大，心情一直不甚畅快，胁痛不适，经湖北省新华医院诊断为多发性肝血管瘤，最大一个已经超过4cm，最近胁痛加重，西医无策，故于愚处求助于中医，愚曾治愈过子宫肌瘤、乳腺增生，以为同属包块，遂信誓旦旦，此瘤不足为惧也。故拟方如下：柴胡10g，三棱10g，莪术10g，青皮10g，炮穿山甲（代）6g，木鳖子10g，全蝎10g，蜈蚣10g，半枝莲20g，半边莲20g，山慈菇15g，白花蛇舌草20g，炒王不留行15g，甘草10g。嘱其服用30剂后做B超复查，想必此瘤应该变小，患者应该欣喜不已，万万没有想到，结果出来，此瘤已经蔓延整个肝区，最大一个已经接近5cm。此结果无异于晴天霹雳，愚一向自信，此一次，愚颜面扫地，更将患者推向危险之境地，实属庸医无疑。自以为治愈几例乳腺增生、子宫肌瘤、囊肿包块之类的就目中无瘤，狂妄自大，实乃滑天下之大稽也。愚痛定思痛，恳求病人再给1个月的时间，务必将此瘤拿下。病人念我态度诚恳，言辞近乎哀求，遂答应了。愚连夜翻看典籍、大学教材以及一切与肝病和肿瘤以及血管瘤相关的所有资料，2天3夜之后，在中医基础理论肝这一节找到答案：肝体阴用阳。深刻理解体阴用阳是此病要害之关键所在。

关于体阴用阳：体，实体；用，功能。指肝实体属阴而其功能属阳。肝藏血，血为阴，故肝体为阴；肝主疏泄，内寄相火，为风木之脏，易动风化火，故功能属阳。具体来说，肝在人体中具有调节全身气机的作用。肝和肺一起调节人体气机的升降，肝主升而肺主降，形成气的枢纽称为"龙虎回环"。中医认为一切主升浮，温热，明亮的东西属阳，因此，肝的功能也归属于阳。至于体阴，肝为藏血之脏，血在阴阳中属阴，所以为体阴。肝"体阴而用阳"是中医学对肝生理病理的概括。"体"是指肝的本体，"用"则为肝的功能活动。从五行看，肝属木，居五行之首，其母为水，属阴；其子为火，属阳。肝居水火之中，阴阳之间。以阴阳论，肝经为厥阴，肝通于春气，为阴中之少阳，是阴阳变化的转折点。因此，五脏之肝，实为阴尽而阳生、阴阳合一之脏。阴阳是相对而言的，上与下、动与静、藏与泄、左与右，皆可分阴阳。言"肝体阴而用阳"，亦是相对而言，其主要表现为：其一，肝属五脏之一，《灵枢·寿夭刚柔》云："在内者，五脏属阴。"《素问·匮真言论》曰："言人之阴阳，则脏者为阴，腑者为阳。"肝居体内，属于五脏，故肝体为阴；然肝的功能以主管疏泄、调畅气血津液运行为主，故肝用为阳。其二，肝之本体内藏有形之阴血，因"阳化气，阴成形"（《素问·阴阳应象大论》），故肝体为阴；但肝为刚脏，为"将军之官"，性喜条达而恶抑郁，内寄相火，主升主动，因"阴静阳躁"（《素问·阴阳应象大论》），故其用为阳。正如《临证指南医案·肝风》所说："肝为风木之脏，因有相火内寄，体阴而用阳，其性刚，主动主升。"其三，肝居右侧，其体为阴；肝从左侧升发，与肺之右降相应，故其用为阳。《素问·刺禁论》所说"肝生于左，肺藏于右"，非指肝肺之形体部位，实言肝肺的功能特点。如高世栻所注："人身面南，左东右西。肝主春生之气，位居东方，故肝生于左；肺主秋收之气，位居南方，故肺藏于右。"其四，肝居腹中，"腹为阴，背为阳"，其体为阴；但肝性主升、主动，故其用为阳。正如王冰在《素问》中所说："肝为阳脏，住处中焦，以阳居阴，故为阴中之阳。"

肝体阴而用阳，实际上揭示了肝的脏器与肝的功能之间的关系，也是对肝的生理病理特性的概括。体阴与用阳之间存在着既对立相反、性质不同，又互根互用、密切联系的关系。在生理上，肝藏血，血养肝，肝血充足，肝体得阴血之柔养，而后能发挥疏泄气血、调畅气机之"将军"阳刚之用；肝疏泄，血归肝，疏泄正常，则血行畅达，藏血充足，而后能发挥充筋、养目，滋养脏腑之"阴"柔之性。故《素问·五脏生成》曰："故人卧血归于肝，肝受血而能视，足受血而能步，掌受血而能握，指受血而能摄。"在病理上，肝体之症常以阴血不足为主，如久视、过思、劳倦、失血等，皆可伤及肝之阴血，致使"肝体不足"，症见目涩头晕、肢体麻木、筋脉拘挛，或月经量少甚或经闭等，治当滋阴、养血以益肝体；肝用之症，则常以阳亢无制为主，如情志内伤，或久病、劳倦，影响肝的疏泄；而致疏泄有余，化火化风等"肝用有余"，出现眩晕面赤、烦躁易怒、肢麻抽搐，甚至卒倒昏厥等症，治当泻肝、凉肝以抑肝用。"肝体不足""肝用有余"，体现了病理上肝气、肝阳常有余，肝血、肝阴常不足的肝病特点。

由上述可知，无论在生理上，还是在病理上，肝的特点都是以阴柔为主。肝血充足，阴柔正常，肝体得养，则肝用正常，肝之疏泄畅达而不亢逆；若肝之阴柔不足，肝之刚用之性必疏泄太过，升散无制，而致种种病证。因此，临床上对于肝病的治疗，要以时时顾护肝之阴血为大法。

打这么一个比方，肝为脏，属阴，类比为女人，其性生发，有阳的性质，类比性格刚强，拟人化类比的话，肝是一个有男人刚烈性格的女人，如何治疗肝病其实就好比你如何去征服一个有男人刚烈性格的女人，可想而知，此女人一定是吃软不吃硬，倘若用刚烈的方法去对于她，无异于玉石俱焚，同理，用猛药去攻伐肝之疾，其瘤反而弥漫整个肝区，病情愈加严重。遂拟方生黄芪20g，生牡蛎30g，浙贝母15g，生鸡内金15g，生山楂15g，炙鳖甲15g，法半夏15g，陈皮15g，茯苓10g，水红花子10g，赤芍10g，丹参15g，泽兰15g，郁金10g，当归10g，柴胡10g。并命名为体阴用阳肝瘤汤，以此重点强调肝的特性。1个月后，B超显示，瘤区迅速缩小，最大的一个已经缩小为2cm不到，继续服用1个月，血管瘤基本消失，原方水泛为丸善后，痊愈。病人送锦旗一面，至今仍然挂在愚之办公室，每每看到此锦旗，内心五味陈杂，中医博大精深，或许精妙之处只在几个字之间，为医者亦切莫狂妄自大，活到老学到老，如此而已。此病此方已经过去多年，但仍然历历在目，此方早已经刻骨铭心，自此，但凡肝血管瘤、肝囊肿、肝硬化、肝癌，愚皆以此方为基本方加减，尽皆有效，经过此事，愚更加重视基础的理解和领悟，亦喜欢将中医五脏六腑拟人化理解，亦喜欢将中药拟人化理解，正所谓用药如用兵，自己都不熟悉每位将军之所长，何以制敌取胜呢？同理，不深刻理解每味中药之特性，何以治病速愈呢？拟人化成了愚理解中医和中药的常用类比方法，将枯燥的中医中药人性化理解更加加深了愚对中医的热爱，此愚学习一得，以供大家参考之，此方并非秘方，亦无稀奇罕见之药，不过是愚之临床感悟偶得而已，愿与共享。

## 体阴用阳肝瘤汤

乳增囊肿与肌瘤，
早已过关无须愁。
今遇肝内血管瘤，
体阴用阳此方求。

# 葛根赭石汤

葛根30g，赭石15g，肉豆蔻3g，草果6g，苦参10g，菊花10g，石菖蒲10g。

治醉酒呕吐，甚至吐血，多语和发音不清、运动和步态失调、激越、困倦，以及严重患者出现木僵和昏迷。

葛根，甘、辛，凉。入脾、胃经。有解肌退热，透疹，生津止渴，升阳止泻，解酒毒，丰胸之效。常用于表证发热，项背强痛，麻疹不透，热病口渴，阴虚消渴，热泻热痢，脾虚泄泻。《本经》："主消渴，身太热，呕吐，诸痹，起阴气，解诸毒。"《药性论》："治天行上气，呕逆，开胃下食，主解酒毒，止烦渴。熬屑治金疮，治时疾解热。"《本草拾遗》："生者破血，合疮，堕胎，解酒毒，身热赤，酒黄，小便赤涩。"葛根的药用价值极高，素有"亚洲人参"之美誉，葛粉称之为"长寿粉"，在日本被誉为"皇室特供食品"。

肉豆蔻，辛、苦，温。归脾、胃、大肠经。功用：温中涩肠，行气消食。主虚泻、冷痢、脘腹胀痛、食少呕吐、宿食不消，解酒毒。《日华子本草》："调中，下气，止泻痢，开胃，消食。皮外络，下气，解酒毒，治霍乱"。

草果，味辛，性温，无毒。入脾、胃经。功能：燥湿除寒，祛痰截疟，健脾开胃，解酒毒，利水消肿。

苦参，味苦，性寒。归肝、肾、大肠、小肠、心、膀胱经。主治实热发狂、热毒结胸、消渴、解酒毒、湿热泻痢、肠风便血、带下阴痒、黄疸、小便赤涩、风疹瘙痒、疥癣、麻风、湿毒疮疡。《名医别录》："养肝胆气，安五脏，定志益精，利九窍，除伏热肠澼，止渴，醒酒，小便黄赤，疗恶疮下部疡，平胃气，令人嗜食"。

菊花，解酒毒且入肝经清肝热，赭石降逆止呕止血，石菖蒲开窍醒神。诸药合用，醉酒诸症皆解。

某男，28岁，醉酒后呕吐带血，昏迷不醒，同学聚会宵夜喝白酒500ml，高兴之余又喝啤酒10瓶，被同学抬至愚处，遂即刻点滴输液高糖、纳洛酮，效果不理想，遂立马武火急煎葛根赭石汤灌服，同时针刺百会、人中、足三里、合谷、内关、涌泉等穴位，须臾，此人慢慢苏醒，因其呕吐过多，又输液能量一瓶善后。

## 葛根赭石汤

醉酒蹒跚似神仙，
呕吐昏迷几人牵。
菊花苦参草果菖，
葛根赭石豆蔻煎。

# 莪术开胃汤

莪术6g，生黄芪15g，党参10g，白术10g，山药10g，生鸡内金10g。

治脾胃气虚症见食少纳呆，少气懒言，或虚劳自汗而喘或精气不固，脉沉，细，弱。

胃口差严重者易生鸡内金为炒五仙（炒麦芽、炒谷芽、炒神曲、炒山楂、炒鸡内金）；自汗严重者易生黄芪为炙黄芪，加枣皮、浮小麦；喘严重者倍山药；气虚严重者倍生黄芪。

此方脱胎于张锡纯《医学衷中参西录》之十全育真汤，锡纯曰："三棱、莪术与参、术、芪诸药并用，大能开胃进食，又愚所屡试屡效者也。"然胜兵以为三棱在此实属多此一举，此处仅莪术一味足矣。愚对锡纯钦佩之至，胜兵此言绝非辱没古之圣贤，且看下面分解：三棱者，《本草纲目》："通肝经积血，女人月水，产后恶血。"《开宝》："老癖癥瘕，积聚结块，产后恶血血结，通月水，堕胎，止痛利气。"《本经逢原》：乌芋善毁铜为消坚削积之物，服丹石人宜之。痘疮干紫不能起发，同地龙捣烂，入白酒酿绞服即起。又治酒客肺胃湿热，声音不清，及腹中热积蛊毒。《丹方》：治痞积，三伏时以火酒浸晒，每日空腹细嚼7枚，痞积渐消，故有黑三棱之名。凡有冷气人勿食。多食令人患香港脚虚劳咳嗽，切禁。以其峻削肺气兼耗营血，故孕妇血竭忌之。反观莪术，缪希雍："蓬莪茂行气破血散结，是其功能之所长，若夫妇人、小儿气血两虚，脾胃素弱而无积滞者，用之反能损真气，使食愈不消而脾胃益弱。

即有血气凝结、饮食积滞，亦当与健脾开胃、补益元气药同用，乃无损耳。"（《本草经疏》）若行气破血散结，三棱、莪术相须为用，可谓绝配，然消食行滞开胃，乃莪术有而三棱不具备之功效也。又有临床实践，此处若只用三棱不用莪术，效果大打折扣，若只用莪术不用三棱，则效果比之同用三棱、莪术（且患者实属脾胃气虚）者更佳。三棱、莪术本为破气攻伐之品，此处患者气虚，莪术有赖参、术、芪诸药乃无损耳，今强加三棱与之相须为用，攻伐之力恐需更多参、术、芪诸药配合，且三棱之消食行滞开胃作用比之莪术实乃形同虚设，又有临床实践为佐证，故胜兵斗胆改锡纯之十全育真汤，实属创新的继承锡纯之志，锡纯在天有灵，定会感叹后生之可畏，中医之后继有人。

## 莪术开胃汤

十全育真治虚劳，
突破仲景锡纯豪。
莪术开胃无三棱，
胜兵偶得乃自嘲。

# 益气育阴汤

黄芪18g，知母24g，生地黄30g，五味子10g，生牡蛎15g。

治阴虚劳热之脉数七八至诸症。

张锡纯《医学衷中参西录》："后治一妇人，年近五旬。身热劳嗽，脉数几至八至。先用六味地黄丸加减作汤服不效，继用左归饮加减亦不效。愚忽有会悟，改用生黄芪六钱、知母八钱为方，数剂见轻，又加丹参、当归各三钱，连服十剂全愈。以后凡遇阴虚有热之证，其稍有根柢可挽回者，于方中重用黄芪、知母，莫不随手奏效。始知叔和脉法谓数至七八至为不治之脉者，非确论也。盖人禀天地之气以生，人身之气化即天地之气化，天地将雨之时，必阳气温暖上升，而后阴云会合大雨随之。黄芪温升补气，乃将雨时上升之阳气也；知母寒润滋阴，乃将雨时四合之阴云也。二药并用，大具阳升阴应云行雨施之妙。膏泽优渥烦热自退，此不治之治也。况劳瘵者多损肾，黄芪能大补肺气，以益肾水之源，使气旺自能生水，而知母又大能滋肺中津液，俾阴阳不至偏胜，即肺脏调和，而生水之功益普也（黄芪、知母虽可并用以退虚热，然遇阴虚热甚者，又必须加生地黄八钱或至一两，方能服之有效）。"

五味子，温，酸、甘；归肺、心、肾经。功能与主治：收敛固涩，益气生津，补肾宁心。用于久嗽虚喘，劳伤羸瘦，梦遗滑精，遗尿尿频，久泻不止，自汗，盗汗，津伤口渴，短气脉虚，内热消渴，心悸失眠。《本经》："主益气，咳逆上气，劳伤羸瘦，补不足，强阴。"五味子在此处为收涩敛阴之用，又有生牡蛎收敛沉降，全方配伍精妙，临床用之效若桴鼓。

　　某女，49岁，身热如烧，崩漏月余不止，脉数几至八至，此乃更年期综合征之阴虚之证，立投张景岳之左归丸，不效，遂师张锡纯意，立投黄芪18g，知母24g，生地黄30g，亦不效，愚以为阴虚而无所收，故法生脉散，加五味子10g，恐其力度不够，加生牡蛎15g，1剂而效，2剂而崩漏止，3剂而脉如常，命名此方为益气育阴汤，后每用之，皆效。

## 益气育阴汤

阴虚劳热脉七八，
景岳锡纯皆无法。
黄芪知母生地加，
五味牡蛎罐里趴。

# 升清降浊汤

生黄芪20g，藿香10g，石菖蒲10g，厚朴10g，法半夏10g，泽泻10g，柴胡6g，升麻6g，炙甘草6g，生姜5片，大枣5枚。

治脾虚痰湿困体，气虚而清气不升浊气不降症见神倦乏力，少气懒言，昏昏欲睡，头昏蒙沉，视物模糊，耳鸣耳聋，声音低微，时时泛呕，脘腹胀满，小便不利，甚或足跗时肿，舌淡，苔白腻，脉缓或滑。

此方师李东垣《脾胃论》之补中益气汤意，以黄芪、柴胡、升麻、炙甘草升清阳之气；以藿香、厚朴、石菖蒲芳香化湿醒脾；法半夏化痰湿，泽泻化痰湿且利小便，使湿从小便消；又有厚朴行气以助肠道，使湿从大便走，共达降浊之功；又兼石菖蒲开窍醒神；诸药合用，共奏醒脾化痰，升清气降浊气，醒神开窍之功，如此，诸症皆解也。

或问曰：车前子等亦能利小便，缘何独选泽泻？

答曰：泽泻者，长于利水渗湿，用于小便不利，水肿胀满，淋浊涩痛，遗精，脚膝痿软，和脾渗湿，用于痰饮，头目眩晕。车前子利小便未尝不可，然利小便且能化痰湿又可治头目眩晕者，恐舍泽泻其谁。于此升清降浊汤之作用恐难以被其他利小便之品所替代也。

某女，35岁，体型肥胖，身高156cm，体重108kg，嗜睡多年，近1年来，竟然靠定期输液氨基酸方可正常生活，经人介绍，慕名到愚处就诊。四诊如下：此女神倦乏力，少气懒言，昏昏欲睡，头昏蒙沉，声音低微，时时泛呕，脘腹胀满，小便不利，月事1年未来，舌淡，苔白腻，脉滑缓。此女痰湿困体，气虚而清气不升浊气不降，故神倦乏力，少气懒言，昏昏欲睡，头昏蒙沉，声音低微，时时泛呕，脘腹胀满，小便不利，又痰阻胞宫，故月事不来，愚立投升清降浊汤，3剂而神清，7剂而气爽，15剂而如常人，30剂而月事来，60剂而体重减轻至80kg，此女欣喜若狂，又服用60余剂成功减肥至60kg，前后将升清降浊汤加减过几次，其间配合针灸，取穴位如下：丰隆、气海、水分、天枢、脾俞、三阴交、支沟、中注、带脉、血海、肾俞、太溪。

## 升清降浊汤

黄芪柴胡升麻草，
藿香厚朴菖蒲枣。
法夏泽泻加生姜，
升清降浊此方好。

# 肉桂赤石脂汤

肉桂10g，煅赤石脂（先煎）30g，海螵蛸15g，芡实30g，山药30g。

治脾肾阳虚之久痢，或久泄，或遗尿尿频，或女子赤白带下、崩漏，或男子遗精滑精，早泄，舌淡苔白，脉迟弱或细弱。

赤石脂，味甘、酸、涩，性温。归大肠、胃经。具有涩肠、止血、生肌敛疮之功效。常用于久泻久痢、大便出血、崩漏带下；外治疮疡久溃不敛，湿疮脓水浸淫。《本草纲目》："五石脂，皆手足阳明药也。其味甘，其气温，其体重，其性涩。涩而重，故能收湿止血而固下。甘而温，故能益气生肌而调中。中者，肠胃肌肉惊悸黄疸是也；下者，肠澼泄痢崩带失精是也。"《本草求真》："赤石脂与禹余、粟壳皆属收涩固脱之剂，但粟壳体轻微寒，其功止入气分敛肺，此则甘温质重色赤，能入下焦血分固脱，及兼溃疡收口，长肉生肌也；禹余粮甘平性涩，其重过于石脂，此则功专主涩，其曰镇坠，终逊余粮之力耳。是以石脂之温则能益气生肌，石脂之酸则能止血固下。"

乌贼骨，咸、涩，温。归脾、肾经。收敛止血，固精止带，制酸止痛，收湿敛疮。用于溃疡病、胃酸过多、吐血衄血、崩漏便血、遗精滑精、赤白带下、胃痛吞酸；外治损伤出血，疮多脓汁。除湿，制酸，止血，敛疮。治胃痛吞酸，吐、衄、呕血、便血、崩漏带下、血枯经闭、腹痛癥瘕、虚疟泻痢、阴蚀烂疮。《食疗本草》："主小儿大人下痢，炙令黄去皮细研成粉，粥中调服之良。久食之主绝嗣无子，益精。"

《本草拾遗》："主小儿痢下，细研为末，饮下之。亦主妇人血瘕，杀小虫。"《药性论》："止妇人漏血，主耳聋。"

芡实，味甘、涩，性平。归脾、肾经。益肾固精，补脾止泻，除湿止带。用于遗精滑精、遗尿尿频、脾虚久泻、白浊、带下。《本草求真》："芡实如何补脾，以其味甘之故；芡实如何固肾，以其味涩之故。惟其味甘补脾，故能利湿，而泄泻腹痛可治；惟其味涩固肾，故能闭气，而使遗、带、小便不禁皆愈。功与山药相似，然山药之阴，本有过于芡实，而芡实之涩，更有甚于山药；且山药兼补肺阴，而芡实则止于脾肾而不及于肺。"

山药，甘、平，归脾、肺、肾经。补脾养胃，生津益肺，补肾涩精。主治脾虚，久泻，肺虚，肾虚，带下，尿频。《本草纲目》："山药治诸虚百损、疗五劳七伤、去头面游风、止腰痛、除烦热、补心气不足、开达心孔、多记事、益肾气、健脾胃、止泻痢、润毛皮，生捣贴肿、硬毒能治"；《日华子本草》："助五脏、活筋骨、长志安神、主治泄精健忘"。

或问曰：肉桂与赤石脂乃十九畏之药对，如此用之，是否有违先贤之用药法则？

答曰：非也！十八反十九畏之说不可尽信，用之得当，大多可以治疗顽疾和险证。"肉桂善能调冷气，若逢石脂便相欺。"但愚临床常以二者相配，治疗脾肾虚寒之久痢、久泻、久带、脱肛、出血等病症，效显而价廉，从未见任何不良反应。肉桂补命火，益阳消阴，开冰解冻，宣导百药，温中定痛，引火归元。赤石脂甘温酸涩收敛，为固下止泻要药，据现代药理研究，口服赤石脂能吸附消化道内之有毒物质及食物异常发酵的产物等，可保护胃肠黏膜，消除瘀血水肿，止血，生肌，敛疮。二药相伍，一辛一酸，一散一收，相畏相成，能温补脾肾之阳，敛肠固下止泻。临证之时肉桂与赤石脂剂量1：3为宜。

# 附：十八反、十九畏相关文献

十八反、十九畏的应用是个争议性的话题，这篇文章算是个"大数据"吧！作者收集、分析了《普济方》及《全国中药成药处方集》中含有十八反、十九畏的内服成药共782方。结果表明含十八反、十九畏的方药多用于治疗中风瘫痪、癥瘕积聚等痼疾、险证，这说明十八反、十九畏也不是绝对禁忌。临床上遇到棘手的顽固病证，不妨从十八反、十九畏组对应用中寻求一下出路。当然提醒一下，782方十八反、十九畏只占8%，说明十八反、十九畏的应用还是非常少的，不应该把它们当作常用药对来对待。

782个含十八反、十九畏内服成药方组成与主治分析如下。

十八反、十九畏习惯上认为是配伍禁忌，并收入《中国药典》，但在古今许多方书中，又可找到大量含十八反、十九畏的方剂。本文尝试从内服成方药组成及其应用中（成药组成相对稳定，内服方作用于全身，药效反应比较清楚）探索应用这些配伍禁忌的特殊方药的特点和规律，为十八反、十九畏的实验研究及临床研究提供参考。

1. 资料来源

古代方书《普济方》，现代方书《全国中药成药处方集》。十八反的歌诀很多，本文以流传最广的《珍珠囊补遗药性赋》的十八反歌诀和十九畏歌诀为中心，参考《中国药典》一部（1985年版）的内容和文献记载，选定十八反、十九畏组对。其中，乌头组包括乌头、附子、侧子、天雄、乌喙和草乌；"瓜蒌"不分瓜蒌子、瓜蒌根（天花粉）；"贝母"不分浙贝母和川贝母；"大戟"不分京大戟和红大戟；"诸参"包括人参、苦参、玄参、丹参、紫参、沙参；"芍药"不分赤芍和白芍；"巴豆"不分巴豆和巴豆霜；"桂"包括桂心、肉桂、官桂、桂枝；"石脂"不分赤石脂、白石脂；"硝"不分牙硝、朴硝、硝石、芒硝、元明粉。

根据上述范围，在《普济方》61739方中有含十八反、十九畏方的内服成药604方；《全国中药成药处方集》5685方中，有含十八反、十九畏内服成药方178方，合计782方。这782方中，含十八反的411方，含十九畏的414方，其中43方既含十八反又含十九畏。《普济方》含十八反方366个，含十九畏方289个，其中40方既含十八反又含十九畏；《全国中药成药处方集》含十八反方45个，含十九畏方125个，其中3方既含十八反又含十九畏。

2. 782个成药处方所含十八反、十九畏组对

782个成药处方中含十八反组对的共411方，所含十八反组对统计如表1。

■ 表1　411个含十八反配伍方分析统计*

| 半夏 | 出现方数 | 贝母 | 出现方数 | 瓜蒌 | 出现方数 | 白蔹 | 出现方数 |
|---|---|---|---|---|---|---|---|
| 附子 | 183 | 附子 | 9 | 附子 | 28 | 附子 | 33 |
| 乌头 | 124 | 乌头 | 8 | 天雄 | 17 | 天雄 | 15 |
| 草乌 | 28 | 天雄 | 3 | 乌头 | 10 | 乌头 | 12 |
| 天雄 | 13 | 草乌 | 3 | | | 乌喙 | 2 |
| 乌喙 | 2 | 乌喙 | 2 | | | 草乌 | 1 |

| 白及 | 出现方数 | 甘草 | 出现方数 | 藜芦 | 出现方数 |
|---|---|---|---|---|---|
| 附子 | 4 | 海藻 | 14 | 人参 | 13 |
| 乌头 | 4 | 大戟 | 13 | 苦参 | 6 |
| 草乌 | 1 | 甘遂 | 12 | 丹参 | 4 |
| | | 芫花 | 11 | 紫参 | 3 |
| | | | | 细辛 | 16 |
| | | | | 芍药 | 4 |

注：*.有的方不只出现一次十八反组对

从表1可见，除沙参与藜芦外，在这些方中可以找到全部十八反组对。其中半夏配附子和半夏配乌头的方数最多，分别占含十八反方的

39.66％、30.17％，其余各组对所见方数则远少于这两组对。

782个成药处方中，含十九畏组对的共411个，所含十八反组对分析统计如表2。

■ 表2　414个含十九畏配伍方分析统计*

| 十九畏配伍 | | 出现方数 | 十九畏配伍 | | 出现方数 |
|---|---|---|---|---|---|
| 硫磺 | 硝 | 13 | 乌头 | 犀角 | 36 |
| 水银 | 砒 | 3 | 天雄 | 犀角 | 20 |
| 狼毒 | 密陀僧 | 1 | 草乌 | 犀角 | 13 |
| 巴豆 | 牵牛 | 67 | 侧子 | 犀角 | 6 |
| 丁香 | 郁金 | 13 | 乌喙 | 犀角 | 1 |
| 硝 | 京三棱 | 11 | 人参 | 五灵脂 | 21 |
| 附子 | 犀角 | 102 | 桂 | 石脂 | 160 |

注：*.有的方不只出现一次十九畏组对

从表2可见，十九畏全部组对都可在这类处方中找到，但多少相差悬殊，其中最多见的为桂配石脂和附子配犀角，分别占含十九畏方的38.65％，24.64％，其次为巴豆配牵牛，占16.18％，其余各组则较少。

表1与表2显示，十八反、十九畏不是绝对禁忌。值得注意的是，在所有反、畏组对中，附子配伍半夏、乌头配半夏、桂配石脂、附子配犀角、巴豆配牵牛这5个组对出现方数显著超过其余各组对，说明这些组对应用最多。从另一角度来讲，这些组对相对禁忌的程度可能也最低。

3. 含十八反、十九畏内服成药的主治病症

各反、畏组对药物主治病症范围各不相同。如半夏配乌头组、乌头配犀角组以主治卒中瘫痪为最多，巴豆配牵牛组则以癥瘕积聚为最多，桂配石脂组最多的是赤白带下和崩漏，其次接近这两病2/3的则是月经不调、不孕和痛经，主要用于妇科病（表3）。

■ 表3 782种成药中十八反、十九畏相伍药物主治疾病（5次以上）*

| 相伍药物 | 相伍药物 | 病证名称 | 配伍出现次数 | 相伍药物 | 病证名称 | 配伍出现次数 | 相伍药物 | 病证名称 | 配伍出现次数 |
|---|---|---|---|---|---|---|---|---|---|
| 半夏乌头 | 瓜蒌 附子 | 中风瘫痪 | 81 | | 虚损 | 6 | 乌头 犀角 | 痰厥 | 11 |
| | 白蔹 乌头 | 小儿惊风 | 41 | | 风寒湿痹 | 15 | 人参 五灵脂 | 小儿惊风 | 8 |
| | 海藻 甘草 | 癥瘕积聚 | 27 | | 瘰疬瘿瘤 | 9 | | 闭经 | 6 |
| | 芫花 甘草 | 头风头痛 | 23 | | 咳喘 | 6 | | 癥瘕积聚 | 6 |
| | 人参 藜芦 | 一切风 | 21 | 人参 黎芦 | 癥瘕积聚 | 23 | 桂 石脂 | 赤白带下 | 37 |
| | 巴豆 牵牛 | 咳喘 | 14 | 巴豆 牵牛 | 咳喘 | 9 | | 崩漏 | 31 |
| | | 虚损 | 12 | | 泄痢 | 6 | | 月经不调 | 24 |
| | | 风寒湿痹 | 11 | | 痞 | 6 | | 痛经 | 22 |
| | | 泄痢 | 11 | | 水肿 | 5 | | 不孕 | 22 |
| | | 伤寒 | 10 | 乌头 犀角 | 中风瘫痪 | 92 | | 泄痢 | 19 |
| | 乌头 犀角 | 不孕 | 8 | | 风寒湿痹 | 42 | | 虚损 | 19 |
| | | 痞 | 8 | | 一切风 | 14 | | 产后虚损 | 14 |
| | | 癣 | 7 | | 跌打损伤 | 12 | | 子宫寒冷 | 12 |
| | | 痰涎 | 5 | | 痈疽 | 10 | | 血亏气虚 | 12 |
| | | 癫痫 | 5 | | | | | 癥瘕积聚 | 8 |
| | | 破伤风 | 5 | | | | | 五劳七伤 | 6 |

注：*.病证名称均经归纳整理

　　我们曾经据10部清代方书85个含十八反处方统计，认为这些处方主要应用于一些痼疾、险症。本文782个十八反、十九畏的内服成药主治病症也绝大多数属于痼疾、险症。其中最多的是卒中瘫痪（143方，占总方的18.29%）和癥瘕积聚（80方，占总方的10.23%），相当集中。林通国等报道一系列应用十八反、十九畏配伍方药治疗肿瘤等痼疾、险症与本表有许多相合之处，可见古今同一思路。

有的成药有长期应用的历史，如青州白丸子，始见于宋人《太平惠民和剂局方》（公元12世纪），4味药中有生半夏、生川乌，用治半身不遂、口眼㖞斜、痰涎壅塞及一切风。冉雪峰认为，方中半夏与乌头相反，正用其相反相成。此方沿用至今，《全国中药成药处方集》中收5方，《中药成药制剂手册》载2方，均含生半夏、生川乌组对。1962年陈和毅报道用本方治疗破伤风；1982年陈杰华报道用本方加味治疗癫痫。实际川乌、半夏合用治疗卒中、痰厥的古方尚多，比《太平惠民和剂局方》更早的《太平圣惠方》半夏圆与青州白丸子只有1味不同，方中也有半夏、乌头，治急风、四肢拘急、腰背项强。与《太平惠民和剂局方》大致同期的《妇人大全良方》中的七生丸，实际是青州白丸子方加味，用治痰厥、肾厥、饮厥、头风。可见以半夏、川乌为主体组方治疗风痰的青州白丸子类方实际沿用已八九个世纪。化癥回生丹，此方首载于吴鞠通《温病条辨》，为治疗癥瘕名方，《全国中药成药处方集》收载，至今仍有药厂生产。周复生、路新、泰安县中医院均有应用报道，方中人参、五灵脂属十九畏，实际此方为《万病回春》回生丹加味，回生丹中也有人参、五灵脂。可见本方沿用已经4个世纪。

从表3还可以看出某些反、畏配伍的独特功能。782方中，主治瘰疬瘿瘤的虽然总共只有13方，海藻配甘草就占去了9方，说明海藻配甘草可能在治疗瘰疬瘿瘤方面有独到之处，著名的如内消瘰疬丸，至今仍有多处生产。同样，赤白带下、月经不调、崩漏、虚损等则几乎为桂配石脂组所专治。女金丹（女金丸、胜金丹、胜金丸）方中即有肉桂、赤（白）石脂，1985年版《中国药典》仍有收载。可见十八反、十九畏各组对往往有自己的适应证，而不是没有区别的应用；反之，尽管都是痼疾、险症，还要有所区别，辨证用药。

4. 剂型分析

在各方中，有的不只采用一种剂型，782方以剂型计，共791个。剂型类别以丸剂为最多，占608个；其次是散剂，为154个。两者占全部791个的96.33％。丸剂由于赋形剂可区别为17个类别，其中蜜丸327个，糊丸150个，总共477个占全部丸剂的78.45％，791个剂型的60.30％。仅蜜丸就占791个剂型的41.34％，占绝对优势。

上述情况提示，含十八反、十九畏的内服成药，可能以丸剂最理想。其中蜜丸、糊丸最常用，也可能同缓解毒性或缓释放有关。

5. 小结

以上分析中可见，十八反、十九畏歌诀中的各组对在这些成药中几乎全部出现，可以证明十八反、十九畏不是绝对禁忌，从其出现频率推想，各不同组对的禁忌程度可能各有不同，其中如半夏配乌头、附子，犀角配附子，桂配石脂4个组对的出现最多，也许，它们的禁忌范围最少，或者禁忌程度最轻。

各反、畏组对主治范围各有特征，不完全一致；没有一个组对可以代表其他反、畏组对的性能。今后研究、应用也不能把十八反或十九畏作为一个整体看待。

统计还表明，这些配伍禁忌的组对从古至今，多用于治疗痼疾、险症，这些延续久远的临床经验提示，某些临床棘手的病症有可能从这些十八反、十九畏组对的应用中寻求出路，认真进行科学研究，很有希望。

对于《普济方》和《全国中药成药处方集》两书67000多方来讲，这782方只占8％，说明十八反、十九畏的应用还是非常少用的，不应该把它们当做常用药对来对待。（本文摘自《中华中医药杂志》1987年2期）

## 肉桂赤石脂汤

肉桂石脂海螵蛸，芡实山药一罐烧。
泻痢崩带滑精早，止血固涩此方骄。

# 缩泉止遗丸

　　桑螵蛸、枣皮、益智仁、菟丝子、沙苑子、车前子各等份研末，水泛为丸，每服15g。

　　治肾阳不足之小便频数而短少，或小儿遗尿，或成年人尿崩、男子不育、遗精、阳痿早泄，或肾虚腰痛，或肝肾亏虚之视物模糊。舌淡苔白，脉沉弱。

　　桑螵蛸，味甘、咸，性平。归肝、肾经。固精缩尿，补肾助阳。用于遗精滑精，遗尿尿频，小便白浊。《本经逢原》："桑螵蛸，功专收涩，故男子虚损，肾虚阳痿，梦中失精，遗溺白浊方多用之。《本经》又言通五淋，利小便水道，盖取以泄下焦虚滞也。"

　　枣皮，酸，微温。入肝、肾经。补肝肾，涩精气，固虚脱。治腰膝酸痛、眩晕、耳鸣、阳痿、遗精、小便频数、肝虚寒热、虚汗不止、心摇脉散，温肝补肾，除一切风，止月经过多，治老人尿频。《药性论》："治脑骨痛，止月水不定，补肾气；兴阳道，添精髓，疗耳鸣，除面上疮，主能发汗，止老人尿不节。"《雷公炮炙论》："壮元气，秘精。"

　　益智，始载于《本草拾遗》，并指出："益智出昆仑及交趾国，今岭南州群往往有之。"《图经本草》说："益智子似连翘子头未开者，苗叶花根与豆蔻无别，惟子小耳。"《证类本草》载有雷州益智子，产地与现今益智相似。李时珍引《南方草木状》说："益智二月花，连着实，五六月熟。"味辛，性温。入心、脾、肾经。温肾固精缩尿，温脾开胃摄唾。主治脾胃虚寒、呕吐、泄泻、口多唾涎、肾虚遗尿、尿频、遗精、白浊、多唾液等症。

菟丝子，性温，味甘。归肝、肾、脾经。滋补肝肾、固精缩尿，安胎，明目，止泻。用于阳痿遗精、尿有余沥、遗尿尿频、腰膝酸软、目昏耳鸣、肾虚胎漏、胎动不安、脾肾胎漏、胎动不安、脾肾虚泻；外治白癜风。

沙苑子，甘，温。归肝、肾经。温补肝肾，固精，缩尿，明目。用于肾虚腰痛、遗精早泄、白浊带下、小便余沥、眩晕目昏、神经衰弱及视力减退、糖尿病等症。

车前子，甘，寒。入肾、膀胱经。利水，清热，明目，祛痰。治小便不通、淋浊、带下、尿血、暑湿泻痢、咳嗽多痰、湿痹、目赤障翳。《本经》："主气癃、止痛，利水道小便，除湿痹。"《日华子本草》："通小便淋涩，壮阳，治脱精，心烦，下气。"《医学启源》："主小便不通，导小肠中热。"《雷公炮制药性解》："主淋沥癃闭，阴茎肿痛，湿疮，泄泻，亦白带浊，血闭难产。"

本方比《魏氏家藏方》之缩泉丸更具有补益功能，治疗范围更广，对于年老体弱之小便频数效果更佳，更能改善难以言齿之性功能，可谓一举多得，诚妙方也。

或问曰：此方乃治疗肾阳不足之证，而车前子性寒，《本草汇言》："肾虚寒者尤宜忌之。"奈何将此药用于此方中？且此方所之乃是小便频数，车前子乃利小便之品，岂不相反乎？

答曰：枣皮、益智、菟丝子、沙苑子尽皆性温，唯恐动阳，恰车前子可制之也，此乃相反相成也，又桑螵蛸、枣皮、益智、菟丝子、沙苑子皆固精缩尿之辈，唯恐涩而壅滞，以车前子利之，用通于闭中，诚妙用也。此方之妙，恰在此车前子之用上，堪称画龙点睛之神笔也。且看《本草新编》："车前子，味甘、咸，气微寒，无毒。入膀胱、脾、肾三经。"功专利水，通尿管最神，止淋沥泄泻，能闭精窍，祛风热，善消赤目，催生有功。但性滑，利水可以多用，以其不走气也。泻宜于少用，以其过于滑利也。近人称其力能种子，则误极矣。夫五子衍宗丸用车前子者，因枸杞子、覆盆子过于动阳，菟丝子、五味子过于涩精，故用车前以小利之。用通于闭之中，用泻于补之内，始能利水而不耗气。水窍开，而精窍闭，自然精神健旺，入房始可生子，非车前之自能种子也。大约用之补药之中，则同群共济，多有奇功。未可信是种子之药，过于多用也。

某男，60岁，小便频数多年，伴腰膝冷痛，视物模糊，近1年来夜尿多达十几次，几乎不能正常睡觉，性功能几乎丧失，西医诊断为前列腺肥大及腺性膀胱炎，予以头孢类、喹诺酮类抗生素无效，服用前列康亦徒劳，遂慕名到愚处就诊，愚不假思索，立投缩泉丸原方，服用1周，效果甚微，愚以为此人肾阳虚已久，恐缩泉丸之补益作用不够，遂自拟缩泉止遗丸，3天后，夜尿减少至5次，1周后减少至3次，2周后，减少至1次，1个月后，腰膝冷痛，视物模糊几乎痊愈，病人高兴之余私下告诉愚，其多年没有的晨勃已经有了，还能完成性生活，此方前后加减过几次，小便正常之后，加过巴戟天、阳起石、肉苁蓉、淫羊藿、韭菜子等，并用五倍子饼敷过关元穴。

 **缩泉止遗丸**

菟丝沙苑车前仁，
桑螵枣皮益智仁。
尿频阳痿又早泄，
缩泉止遗此丸神！

# 礞石梦醒汤

---

煅礞石（先煎）15g，生龙骨（先煎）15g，生牡蛎（先煎）15g，灵磁石（先煎）15g，浙贝母10g，胆南星10g，郁金10g，石菖蒲10g，远志10g，丹参15g，莲子心6g，酸枣仁10g，首乌藤30g。

---

治痰郁心窍化热之梦游、癫痫、癫狂、抑郁等症，舌苔腻微黄，脉弦滑或滑小数。

青礞石，味甘、咸，性平。归肺、心、肝经。坠痰下气，平肝镇惊。用于顽痰胶结，咳逆喘急，癫痫发狂，烦躁胸闷，惊风抽搐等病症的治疗。《本草经疏》："礞石禀石中刚猛之性，体重而降，能消一切积聚痰结，消积滞，坠痰涎，诚为要药。"

莲子心，味苦，性寒。入心、肺、肾三经。清热，泻心火，降血压。《温病条辨》："莲心，由心走肾，能使心火下通于肾，又回环上升，能使肾水上潮于心。"

首乌藤，甘、微苦，平。入心、脾、肾、肝经。养心，安神，通络，祛风，治失眠症、劳伤、多汗、血虚身痛、痈疽、瘰疬、风疮疥癣。配酸枣仁，滋心阴，宁心神；配生地黄，养血补阴；配天冬、麦冬，清虚火，养心阴；配羌活、独活，祛风胜湿，舒利关节。单用水煎外洗，医治皮肤风疮痒疹，可收祛风止痒之功效。

方中煅礞石、浙贝母、胆南星化痰；郁金善解痰郁；石菖蒲开窍化痰以醒神；远志善宁心化痰；酸枣仁、首乌藤养心宁神；莲子心引药入心经，且能交通心肾，清心火以安神明；丹参入心经且化瘀宁心以定神明；龙骨、牡蛎、磁石镇静宁神，敛浮阳而制痰动；诸药合用，共达化痰镇静解郁清火、养心宁神之功效，则痰郁心窍化热诸症可解也。

某女，30岁，患梦游症多年，多处求医无果，此女因梦游症吓坏几任男友，故至今未嫁，其父母甚是担心，遂慕名到愚处就诊，经询问，此女夜间入睡后于半夜起床，一如平常叠被穿衣，有条不紊，刷牙洗脸，有时养花浇水，有时收拾打扫，事毕，自行上床睡觉，翌日对晚间之所作所为一无所知。起初月余发病1次，最近近乎1周1次，其舌苔腻微黄，脉弦滑。遂投方礞石梦醒汤，30剂后，基本未发，遂将原方水泛为丸，嘱其服用6个月，随访1年，再未发病，第2年喜结良缘，第3年生一胖小子，皆大欢喜。

## 礞石梦醒汤

龙牡贝星郁礞石，
菖远丹枣莲藤磁。
梦游抑郁癫痫狂，
坠痰摄神此方值。

# 二阴通丸

冬葵子6份，牵牛子3份，肉桂1份。

治痰热胶结之二阴不通，大便秘结，小便不利，或水肿腹水，腹痛胀满，脚气肿满，痰饮喘咳，痈疽肿毒。舌苔黄腻，脉弦滑或滑数。

由于方中冬葵子、牵牛子皆性寒之品，且牵牛子有毒，故以肉桂少许反佐之，又因此方通二阴太猛，故此方当中病即止，不宜久服，恐其伤正也。

冬葵子，甘，寒。入大小肠、膀胱经。利水，滑肠，下乳。治二便不通、淋病、水肿、妇女乳汁不行、乳房肿痛。《本经》："主五脏六腑寒热羸瘦，五癃，利小便。"《药性论》："治五淋，主奶肿，下乳汁。"《本草纲目》："葵，气味俱薄，淡滑为阳，故能利窍通乳，消肿滑胎也，其根叶与子，功用相同。通大便，消水气，滑胎，治痢。"

牵牛子，性寒，味苦；有毒。归肺、肾、大肠经。泻水通便，消痰涤饮，杀虫攻积。用于水肿胀满、二便不通、痰饮积聚、气逆喘咳、虫积腹痛、蛔虫、绦虫病。气雄降泄，主治水肿腹水，脚气肿满，痰饮喘咳，大便秘结，食滞虫积，痈疽肿毒。《药性论》："治痃癖气块，利大小便，除水气，虚肿。落胎。"《本草纲目》："逐痰消饮，通大肠气秘风秘，杀虫。"《新疆中草药手册》："泻下，利尿，杀虫。治便秘，消化不良，肾炎水肿，小儿咽喉炎。"

牵牛子的民间传说：

1. 传说很早以前，有一个村子，村中很多人得一种怪病。腹胀难忍，四肢肿胀、大便干燥并有虫子。很多医生都治不好这种怪病，人们一直生活在痛苦之中。有一个与牛相依为命的牧童，非常聪明。一日，牛突然开口对他说话："远方有一座大山，山中长着许多像喇叭的小花，我带着你找到它的种子，就可以治好全村人的病。"牧童听后，带着干粮，牵着牛去寻找远方的大山。历尽千辛万苦，牧童终于找到了像喇叭的小花，并带着花的种子牵着牛顺利回到家乡。得病的村民吃了花的种子，都神奇地治好了病，恢复了健康。大家为了纪念牧童，把这种花的种子叫"牵牛子"并把它种到地下，为更多的百姓治病。

2. 李时珍钟爱牵牛子，牵牛子是一味中药，为泻下类药，性苦寒而峻烈，有泻下、逐水、去积、杀虫等功效。纵观祖国医药史，对牵牛子颇有研究并善用者，首推明代大药学家李时珍。下面说说李时珍用牵牛子治病的故事。有一60岁的病人找到李时珍，自诉患"肠结病"数十年，大便数日一行，且行之艰难，甚于妇人生产。服养血润燥药，则胸脘痞闷不适；服硝、黄之类通利药，也毫无感觉，如此30余年，深为痛苦。李时珍为其诊治时，见病人体胖，每日吐痰碗许，李时珍认为该病人属三焦之气壅滞，以致津液不化而成痰饮，不能滋润肠腑而致，并非血燥，用濡润之药则留滞；用硝黄之类，走血分，无益痰阻，故均无效果。于是李时珍以牵牛子末，用皂荚膏为丸与服，一服即大便通利，且不妨食，继而神爽。李时珍对此解释说："牵牛子能走气分，通三焦，气顺则痰逐饮消，上下通快矣。"由此可见，李时珍不仅谙熟药性，且深知医理。通过临床实践，他创立的牵牛子能"走气分，通三焦""达命门，走精隧"之说，以及治疗"大肠风秘气秘，卓有殊功"的论述，丰富了牵牛子的药性理论。可见，牵牛子是一味很好的泻下类药。

3. 牵牛子与牵牛娃的故事：很久以前，在黑丑山下住着一家王姓夫妇，家中只有两口人，男的叫王安，两人过着男耕女织的生活，两口子倒也过得和和美美。然而，天有不测风云，一天，王安下田耕作归来，觉得自己两腿发沉，第二天竟然卧床不起，妻子望着丈夫满身水肿，腹部肿胀，心中痛苦无比。虽四处求医，也没有治好丈夫的病。眼看着日子一天天过去，王安仍不见好转。一日，有一个牵牛娃从王家门前经过，见一向辛勤劳作的王大伯躺在床上呻吟，忙问到："伯母，大伯怎么躺下了？"王氏回答说："你大伯患了水肿，腹胀病，不能下地了。"牵牛娃说："这好办，我去采些药来试试。"说着，牵牛娃一溜烟儿跑到山上，采了好多瓜瓣形的黑色颗粒的花籽来，递给王安："大伯，你用这花籽熬药喝看看效果咋样"？王安的妻子半信半疑地接过这一大包花籽。每天熬两碗汤药喝2次。喝了不到1个月，满身水肿消退，腹胀消失，两腿也活动自如能下地走路了。又过了几天，竟能下田地耕作了，王安和妻子都很惊奇，又采集了几大包这种花籽，服用了一段时间后，各种症状全部消失，病人痊愈了。后来，王安找到牵牛娃表示感谢，问到："你给我采的那种花籽叫什么名字？"牵牛娃摇摇头说："我也不知道。"王安牵着牛来到花丛鞠躬表示谢意，牵牛娃在旁边见了，随口说到："这种花就起名叫牵牛花吧，我采的花籽就叫牵牛子得了！"于是，牵牛子的名字就这样传下来了，沿用至今。

4．牵牛花又叫喇叭花、大花牵牛、胡颜、黑丑、白丑等。关于牵牛花的来历，民间有一段有趣的传说。很久以前，伏牛山有一对双生姐妹，她们在刨地时，刨出个白光闪闪的喇叭。神仙告诉她们说："金牛山里有一百个金牛，这只喇叭就是开金牛山的钥匙。打开山门之后，人进去，袍回一头金牛，可吃喝一辈子。但有一条，不可用嘴吹，一吹，金牛就会变成活牛跑出来。姐妹俩想了半天，最后决定把金牛变成活牛，分给穷苦的乡亲们。于是，姐妹俩告诉了乡亲们并打开了山门，姐妹跑进去一看，果然有一百头金牛，她们拿起一只，便吹了起来，随着喇叭声响，金桌上的金牛都变成了活牛，顺着山洞向外冲，到最后一头牛的时候，这头牛被卡在了山洞里，姐妹俩怕牛卡在里面，又跑了回去，用力把牛推了出来。她们刚准备出门，可是，山门已经闭合了，她俩被卡在了里面。第二天，山洞中的那只银喇叭被朝阳一照，变成了一朵喇叭花。后来，乡亲们为了怀念这对双生姐妹，就把这喇叭花叫作"牵牛花"。

　　某男，36岁，大便秘结，小便点滴而出，西医诊断为结肠炎和前列腺炎，予以开塞露、呋塞米、螺内酯等缓解，停药即发，最近出现腹痛胀满，脚肿，喘咳，遂寻求中医到愚处，愚观其舌苔黄腻，脉弦滑，长期的大小便不通已经导致痰热胶结，痰湿无处可排，故开始脚肿，水湿凌肺，故喘咳，此证刚好属于二阴通丸所主，立投之，1剂而大小便通，3剂而喘咳止，5剂而脚肿消，7剂而舌脉如常，停药，改服健脾补肾行气通肠之品善后。

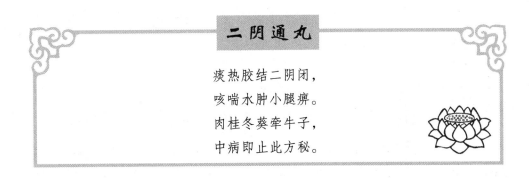

二阴通丸

痰热胶结二阴闭，

咳喘水肿小腿痹。

肉桂冬葵牵牛子，

中病即止此方秘。

# 天下无石汤

鱼脑石（研末分吞）9g，海浮石（先煎）15g，滑石（包煎）15g，穿破石15g，石韦15g，金钱草30g，海金沙15g，生鸡内金（研末分吞）15g，生大黄（大便干结者后下，大便正常者不后下）10g，芒硝（冲）10g，硝石（冲）1.5g。

胆结石、肝内胆管结石加柴胡、茵陈、金铃子、郁金；肾结石、输尿管结石加川牛膝；气虚加黄芪、人参；阳虚加附子、肉桂；泄泻加山药、炒扁豆；夹瘀加丹参、炒王不留行；尿血加三七、白及；结石大加三棱、莪术；疼痛加延胡索、木香。

此方为治疗胆、肾结石之绝佳方剂，无论何种证型，愚以此方为基本方加减，治愈各种结石之病案不胜枚举，治疗成功之最大结石达到2cm以上，避免了患者动手术之痛苦，因结石大小、位置不同，及个体体质差异，准确辨证加减后，最快者三五剂即愈（以B超结果为准），慢者2～3个月可痊愈。

鱼脑石，咸，平。化石，通淋，消炎。治石淋、小便不利、中耳炎、鼻炎、脑漏。《日华子本草》："取脑中枕烧为末，饮下治石淋。"《开宝本草》："主下石淋，磨石服之，亦烧为灰末服。"《本草纲目》："研末或烧研水服，主淋沥、小便不通。煮汁服，解砒霜毒、野菌毒。"

海浮石，咸，寒。归肺、肾、肝、大肠经。清肺火，化老痰，软坚，通淋。治痰热喘嗽、老痰积块、瘿瘤、瘰疬、淋病、疝气、疮肿、目翳。

清肺化痰，软坚散结。用于肺热咳嗽、痰稠色黄、咯血、支气管炎、淋巴结结核。《千金方》治石淋："浮石，使满一手，下筛，以水三升，酢一升，煮取二升，澄清服一升，不过三服。亦治嗽，淳酒煮之。"

穿破石，别名柘根、川破石、地棉根、拉牛入石、柘藤根、黄蛇、山黄箕、铁篱根、黄龙脱皮、刺楮、山黄芪、野黄芪、九层皮、千层皮。味淡，微苦；性凉。入心、肝经。祛风通络，清热除湿，解毒消肿。《南宁市药物志》："破血通经，治淋浊，去远年瘀积、结石。"

生大黄：以攻积导滞，泻火解毒效好，临床多用于毒热便秘、火毒伤络（吐血、衄血）、眼目赤肿、口舌生疮及热毒痈疽等，也可外用（磨汁研粉）调敷疮疡肿毒；熟大黄泻下力逊，清热化湿力强，多用于湿热内阻之黄疸、淋证及湿热引起的痞满之证；生大黄尤能化结石。

酒大黄：长于活血行瘀，适用于跌打损伤、瘀血腹痛、肠痈等。

大黄炭：偏于收敛止血，止泻之作用；醋大黄可泻血分实热，多与活血调经药配伍用以治疗实热壅于血分而致经闭、痛经及产后腹痛等症。

芒硝，《本经》："除寒热邪气，逐六腑积聚、结固、留癖，能化七十二种石。"

硝石，亦名苦硝、焰硝、火硝、地霜、生硝、皮硝、北帝玄珠。苦、寒、无毒。具润燥软坚，通淋之功。

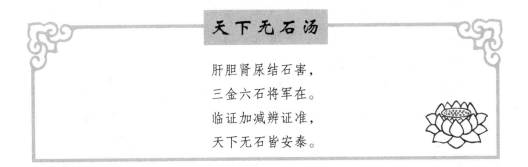

**天下无石汤**

肝胆肾尿结石害，
三金六石将军在。
临证加减辨证准，
天下无石皆安泰。

# 黄芪饮

生黄芪30～120g，丹参10g，三棱3g，莪术3g。

治气虚之各种疼痛，诸如胸痛、胃痛、腹痛、头痛、臂痛、腰腿痛以及中风之气虚血瘀证等。在治疗中风之气虚血瘀证有"一方黄芪饮，功同还五汤"之妙。

黄芪，《本草纲目》称黄芪，《神农本草经》称戴糁，《名医别录》称戴椹、独椹、蜀脂、百本，《药性论》称王孙。李时珍说，耆是长的意思，黄芪色黄为补药之长，故名。今俗称黄芪。别名绵芪、绵黄芪（《本草图经》）、棉黄芪、黄蓍、黄耆、箭芪（刘仕廉《医学集成》）、箭黄芪、内蒙古黄芪、王孙（《药性论》）、戴芪、戴糁（《本经》）、戴椹、独椹、蜀脂、百本（《别录》）、百药棉、百药绵（侯宁极《药谱》）、土山爆张根（《新疆药材》）、独根（《甘肃中药手册》）、大抽，二人抬（《辽宁经济植物志》）、大有芪、蒙芪、元芪、红蓝芪、白皮芪、黑皮芪、膜荚黄芪、东北黄芪、内蒙黄芪、冲正芪、武川芪、炮台芪、浑源芪。王好古："（黄芪），治气虚盗汗并自汗，即皮表之药，又治肤痛，则表药可知。又治咯血，柔脾胃，是为中州药也。又治伤寒尺脉不至，又补肾脏元气，为里药。是上中下内外三焦之药。"（《汤液本草》）邹澍："（黄芪），直入中土而行三焦，故能内补中气，则《本经》所谓补虚，《别录》肺胃补丈夫虚损；五劳羸瘦，益气也；能中行营气，则《本经》所谓主痈疽、久败疮，排脓止痛，大风癞疾，《名医别录》所谓逐五脏间恶血也；能下行卫气，则《本经》所谓五痔鼠瘘，《名医别录》所谓妇人子脏风邪气，腹痛泄利也。""黄芪一源三派，浚三焦之根，利营卫之气，故凡营卫间阻滞，无不尽通。所谓源清流自洁者也。"（《本经疏证》）张山雷："（黄芪）补益中土，温养脾胃，凡中气不振，脾土虚弱，清气下陷者最宜。其皮味浓质厚，力量皆在皮中，故能直达人之肤表肌肉，固护卫阳，充实表分，是其专长，所以表虚诸病，最为神剂。""凡饥饱劳役，脾阳下陷，气怯神疲者，及疟久脾虚，清气不升，寒热不止者，授以东垣之补中益气汤，无不捷效，正以黄芪为参、术之佐，而又得升、柴以升举之，则脾阳复辟，而中州之大气斡旋矣。"（《本草正义》）倪朱谟："黄芪，补肺健脾，实卫敛汗，驱风运毒之药也。故阳虚之人，自汗频来，乃表虚而腠理不密也，黄芪可以实卫而敛汗；伤寒之证，行发表而邪汗不出，乃里虚而正气内乏也，黄芪可以济津以助汗；贼风之疴，偏中血脉而手足不随者，黄芪可以荣筋骨；痈疡之证，脓血内溃阳气虚而不敛者，黄芪可以生肌肉，又阴疮不能起发，阳气虚而不愈者，黄芪可以生肌肉。"（《本草汇言》）

　　某女，60岁，腰椎间盘突出压迫坐骨神经所致疼痛6个月余，经西医静脉滴注甘露醇，口服布洛芬无效，经某名老中医治疗月余亦无效，经省中医院针灸理疗月余亦罔效，故经人介绍到愚处就诊。愚观其有气无力，右侧腿部隐痛半夜可醒，脉沉细，观其之前之病历，名老中医予以独活寄生汤加减治疗，并无太大错误，然愚治疗此病已达万余例，经总结，愚以为凡疼痛无外乎不通则痛与不荣则痛两大类，气虚所致之疼痛，无论痛在何处，亦无论西医诊断为何病，当以补气为治疗大则，遂拟黄芪饮一方，因气虚之程度酌情调节黄芪之用量，无论胸痛、胃

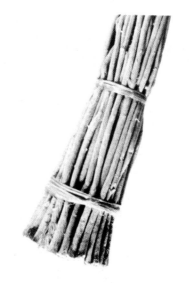

★　黄　芪

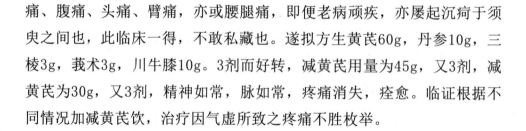

痛、腹痛、头痛、臂痛，亦或腰腿痛，即便老病顽疾，亦屡起沉疴于须臾之间也，此临床一得，不敢私藏也。遂拟方生黄芪60g，丹参10g，三棱3g，莪术3g，川牛膝10g。3剂而好转，减黄芪用量为45g，又3剂，减黄芪为30g，又3剂，精神如常，脉如常，疼痛消失，痊愈。临证根据不同情况加减黄芪饮，治疗因气虚所致之疼痛不胜枚举。

## 黄芪饮

气虚诸痛半夜醒，
用尽千方不打紧。
生芪重用参棱莪，
谈笑之间黄芪饮。

# 镇气导龙汤

---

赭石（先煎）45g，炒莱菔子15g，吴茱萸3g，生地黄30g，玄参30g，芒硝（冲）10g。

---

治胃气冲气，皆上逆不下降而见或呃逆，或呕吐，或反胃，宿食结于肠间，不能下行，大便燥结多日不通，气机上逆而排气少。

赭石乃镇逆胃气冲气之要药（详见于本书张氏清上温下汤），炒莱菔子乃降气消食要药，既能辅佐赭石引气下行以助胃肠蠕动，又能消胃肠之宿食，诚妙用也。少佐吴茱萸既能止呕又能防其他寒凉之品伤阳之虞；生地黄以增肠道之液，玄参既可协助生地黄增液，又能软燥结之坚散大便之结，以达增水行舟之妙用；又有芒硝得生地黄玄参所增之液，乃得大施其软坚之力，燥结虽久，亦可变为溏便，顺流而下也，犹如苍龙出海，气势磅礴。全方配伍精妙，药专而效宏，故名镇气导龙汤。

某男，58岁，中风1年余，经治疗如今行走自如，然其大便月余1次，且燥如坚石，开塞露整箱往家里买，肛门已经塞伤，甚是痛苦，甚至多次有过轻生念头，多次找名老中医和民间土方偏方秘方，皆无治根之法，经人介绍到愚处就诊，愚观其两颧泛红，青筋暴露，说话口气熏天，时有呃逆，自诉其基本不放屁，脉浮实，此乃气机上逆无疑。且肝气，胃气，冲气尽皆上逆，此气机不降，便秘绝不能根治，普通泻下之品不过饮鸩止渴，徒伤胃肠也。愚立刻想到张锡纯之赭遂攻结汤。

生赭石（二两，轧细），朴硝（五钱），干姜（二钱），甘遂（一钱半，轧细药汁送服）。热多者，去干姜。寒多者，酌加干姜数钱。呕多者，可先用赭石一两、干姜半钱煎服，以止其呕吐。呕吐止后，再按原方煎汤，送甘遂末服之。

朴硝虽能软坚，然遇大便燥结过甚，肠中毫无水气者，其软坚之力，将无所施。甘遂辛窜之性，最善行水，能引胃中之水直达燥结之处，而后朴硝因水气流通，乃得大施其软坚之力，燥结虽久，亦可变为溏便，顺流而下也。特是甘遂力甚猛悍，以攻决为用，能下行亦能上达，若无以驾驭之，服后恒至吐泻交作。况此证多得之涌吐之余，或因气机不能下行，转而上逆，未得施其攻决之力，而即吐出者。故以赭石之镇逆，干姜之降逆，协力下行，以参赞甘遂成功也。且干姜性热，朴硝性寒，二药并用，善开寒火之凝滞。寒火之凝滞于肠间者开，宿物之停滞于肠间者亦易开也。愚用此方救人多矣，即食结中脘下脘，亦未有不随手奏效者。

以上为锡纯原文，然胜兵有不敢苟同之处："朴硝虽能软坚，然遇大便燥结过甚，肠中毫无水气者，其软坚之力，将无所施。"朴硝，即今之芒硝，咸、苦，寒。归胃、肺、脾、肾、小肠、三焦、大肠经。泻热通便，润燥软坚，清火消肿。用于实热便秘，大便燥结，积滞腹痛，肠痈肿痛；外治乳痈、痔疮肿痛。成无己："《黄帝内经》云，咸味下泄为阴。又云，咸以软之，热淫于内，治以咸寒。气坚者以咸软之，热盛者以寒消之，故张仲景大陷胸汤、大承气汤、调胃承气汤皆用芒硝以软坚去实热。结不至坚者，不可用也。"《汤液本草》："《本经》谓芒硝利小便而堕胎。伤寒妊娠可下者，用此兼以大黄引之，直入大肠，润燥软坚泻热，子母俱安。"《经》云，有故无殒，亦无殒也，此之谓欤。以在下言之，则便溺俱阴，以前后言之，则前气后血，以肾言之，总主大小便难，溺涩秘结，俱为水少。《经》云，热淫于内，治以咸寒，佐以苦。故用芒硝大黄，相须为使也。《珍珠囊》："其用有三：去实热，一也；涤肠中宿垢，二也；破坚积热块，三也。"《本经》："除寒热邪气，逐六腑积聚、结固、留癖，能化七十二种石。"《本经》谓其能化七十二种石，区区一便秘，岂能不化耶？"肠中毫无水气者，其软坚之力，将无所施"。乃大谬也。"甘遂辛窜之性，最善行水，能引胃中之水直达燥结之处，而后朴硝因水气流通，乃得大施其软坚之力，燥结虽久，亦可变为溏便，顺流而下也"。胃中之水多，而"肠中毫无水气"，此胜兵又不敢苟同之处也。"愚用此方救人多矣，即食结中脘下脘，亦未有不随手奏效者"。锡纯用此方救人多矣，胜兵相信，然此方之解释绝非锡纯所讲，愚以为此方之所以有效，乃甘遂之功也，此处没有芒硝，一样有效，绝非是芒硝得甘遂而"大施其软坚之力"，愚甚至以为此方用芒硝乃多此一举耳。又甘遂乃峻下有毒之品，故愚舍甘遂而留芒硝，自拟镇气导龙汤，全方配伍更合理化，更安全化，更易推广，且效果比之锡纯之赭遂攻结汤更好，又无伤正之虞，实属创新的继承前辈经方之典型代表。

故拟方镇气导龙汤，3剂而便通，去芒硝，又7剂，两颧泛红，青筋暴露，说话口气熏天，时有呃逆尽皆好转，减赭石为30g，又5剂，再减赭石为15g，去炒莱菔子、吴茱萸，又5剂，痊愈。

## 镇气导龙汤

胃气冲气往上攻，
呃逆呕吐便不通。
赭石吴萸莱菔子，
生地玄参芒硝冲。

# 破格黄芪消肿汤

---

生黄芪240g，泽兰120g，猪苓60g，石斛120g。

---

十碗水煎成一碗，一气服之。服后觉水肿处如火烧，即盖暖睡，汗出如雨，待汗散后，缓缓去被，随即如厕小便几许，忌风。一般1剂即愈，严重者二三剂，3剂不愈者，忌再服。

治气虚水停之各种水肿及鹤膝风（类风湿关节炎关节肿大，各种关节腔积液等）。

此方以大剂量黄芪补气行气以达鼓动水湿从毛孔发汗而出而奏消肿之功，恐其温热太过，以大量石斛制约之，且石斛养阴生津补虚之功卓越，又以大剂量泽兰利水消肿兼以活血通经，以助猪苓利小便而使水湿从小便走也，全方剂量皆破格用之，消水肿在须臾之间，故此方乃治标之方，水肿退去，当辨证准确而对症下药以固其本也。总观诸药相伍，扶正之功甚强，祛邪之功亦具，真乃补而不滞，发大汗而不虚，堪称为妙方也。

或问曰：如此汗如雨下，恐有亡阳之忧，是否太过冒险？

答曰：服此方后病人全身出汗，甚则大汗淋漓长达3小时之久者亦有之，但临床验证不必惊惧，正如陈士铎《辨证录·鹤膝风》中释黄芪之发汗功用云："用黄芪补气以出汗，乃发邪汗而非损正汗也……非但不会亡阳，且反能益阳也。"藉黄芪等药之力通行经脉，宣畅腠理，充实营卫，阳气旺盛，阴精充足，自然汗出，而使邪有出路，随汗而解。况有养阴生津之石斛相伍，更乃万无一失。

某女，35岁，起初眼睑、颜面部、足踝部水肿，后下肢及全身皆水肿，用手指按压局部皮肤可出现凹陷。西医诊断为慢性肾小球炎，在某著名三甲西医医院住院月余，基本无进展，又经某名老中医予以中医调理月余，效果亦甚微。经人介绍，到愚处就诊，愚观其久病已虚，按常理，绝不可能速愈也，其精神萎靡，小便不利，遍身水肿，本打算开温肾健脾利水消肿之品，然此人已经服用过某名老中医之药，其药大抵如此，既如此，找愚何用？愚遂联想到某破格方剂四神煎，此方出自《验方新编》原著清•鲍相璈，方由生黄芪半斤，远志肉、牛膝各三两，石斛四两，金银花一两组成，用法：生黄芪、远志肉、牛膝、石斛用水十碗煎二碗，再入金银花一两，煎一碗，一气服之。服后觉两腿如火之热，即盖暖睡，汗出如雨，待汗散后，缓缓去被，忌风。鹤膝风。两膝疼痛，膝肿粗大，大腿细，形似鹤膝，步履维艰，日久则破溃之证。痛而无脓，颜色不变，成败症矣。如此顽疾，尚可速效，此水肿为何不可耶？水肿日久必瘀，故选用既能活血通经又能利水消肿之泽兰，水肿比之鹤膝风之关节肿，面积更大，范围更广，故除用大剂量黄芪发汗，又加猪苓利小便消肿，保留石斛养阴生津补虚，因剂量皆大，故命名为破格黄芪消肿汤，投之，1剂而肿消大半，2剂而消八成，3剂而停药，改服温肾健脾利水消肿之品月余，痊愈。后每用之，凡气虚水停之各种水肿者，皆效。

## 破格黄芪消肿汤

气虚水停水肿猖，
发汗如雨莫惊慌。
泽兰猪苓石斛芪，
破格黄芪消肿汤。

# 第二讲 妇科篇

导语：不少妇科病如采用西医手段多属扬汤止沸，难以根治。如闭经者予以黄体酮、避孕药之类，宫颈糜烂予以利普刀之属，不孕者或予以手术疏通输卵管，甚或试管婴儿，乳腺增生西医无药可开，竟在毫无辨证的情况下，西医医生开大量乳癖消之类的中成药，若遇月经不调，清一色开出益母草膏、乌鸡白凤丸，何故西医妇科医生大多不懂中医而开出大量中成药耶？盖因西医对妇科之多种疾病根本无药可开，遂仅看中成药说明书即开中成药，殊不知中医脱离辨证即是庸医，愚每见之，无不叹息。有鉴于此，愚将临床常见之各种妇科病之辨证分型皆列于本篇每章节之后，以供参考。

# 室女通经汤

黄芪15g，人参9g，当归10g，白芍10g，川芎6g，麦冬10g，吴茱萸6g，桂枝6g，牡丹皮6g，法半夏10g，川牛膝10g，益母草20g，马鞭草10g，乌药6g，炙甘草3g，阿胶（烊化）10g，生姜3片。大枣3枚。

治室女天葵晚至，任脉不通，月事迟迟不来或月事初行仅几次而经闭，兼有小腹胀痛，舌淡苔白，脉弦细。

室女者，古时指未婚女子，今指处女也。《黄帝内经》云："二七，而天葵至，任脉通，太冲脉盛，月事以时下，故有子。"女子气血虚弱或气血不荣于胞宫以至天葵晚至，任脉不通，月事迟迟不来或月事初行仅几次而经闭，月事该至而未至，堵之于下元，故小腹胀痛。本方黄芪、人参、当归、白芍、川芎、阿胶益气养血，生姜、大枣以助生气血之力，麦冬助人参生脉而不燥，川牛膝引气血入胞宫，吴茱萸、乌药、桂枝暖胞宫温通经脉，益母草、马鞭草、法半夏、牡丹皮，活血通任脉以通月事，炙甘草调和诸药。全方配伍环环相扣，面面俱到，故能使气血充，任脉通，天葵至，治室女月事不至或闭经神效也。

马鞭草，苦，凉。归肝、脾经。《日华子本草》："通月经，治妇人血气肚胀，月候不匀。"《本草拾遗》："主癥癖血癖，久疟，破血。作煎如糖，酒服。"《圣惠方》："治妇人月水滞涩不通结成癥块腹肋胀大欲死：马鞭草根苗五斤细锉以水五斗煎至一斗，去滓，别于净器中熬成煎，每于食前以温酒调下半匙。"

　　某女，19岁，病史：16岁初潮，量涩少，后月事不来，经武汉同济医院予以久服避孕药治疗，治疗初期尚可来经，后无效，且久服避孕药导致生理紊乱，故寻求中医治疗，愚观其舌淡苔白，脉弦细，偶有小腹胀痛，其至今尚无男友，乃处女，愚不假思索，立投室女通经汤，3剂而月水至，停药，经后予以益气养血合补肾填精之品调理月余，痊愈。

　　（说明：如月水再未至，可再投室女通经汤直至月水来，经后可再予以益气养血合补肾填精之品调理，直至痊愈，此法愚屡试不爽也）

## 浣溪沙——室女通经汤

任脉不通小腹胀，
天葵晚至脉弦细，
室女月事几时来？

冬桂归芍母马枣，
夏姜丹芎乌牛草，
吴萸阿胶参芪找。

# 通经还五汤

桃仁10g，红花10g，当归10g，赤芍10g，川芎6g，苏木10g，三棱6g，莪术6g，乳香6g，没药6g，土鳖虫6g，琥珀（研末分吞）6g，麝香（分吞，如没有麝香，用石菖蒲10g代替）0.1g。

治瘀阻胞宫之闭经，小腹胀痛，脉弦数或涩数。

本方桃仁、红花、当归、赤芍、川芎、乳香、没药、苏木、琥珀活血通经；土鳖虫破血通经；三棱、莪术破血行气通经；少佐麝香以通阴窍。全方化瘀破血力强，为治疗正气尚强瘀阻胞宫之闭经之特效方剂。

苏木，甘、咸，辛凉。归心、肝、胃、脾经。活血祛瘀，消肿定痛。如妇人血滞经闭、痛经、产后瘀阻心腹痛、产后血晕、痈肿、跌打损伤、破伤风。《本草求真》："苏木，功用有类红花，少用则能和血，多用则能破血。但红花性微温和，此则性微寒凉也。"故凡病因表里风起，而致血滞不行，暨产后血晕胀满以（欲）死，及血痛血瘕、经闭气壅、痈肿、跌仆损伤等症，皆宜相症合以他药调治。《太平圣惠方》苏枋木煎："治妇人月水不通，烦热疼痛：苏枋木二两（锉），硇砂半两（研），川大黄（末）一两。上药，先以水三大盏，煎苏木至一盏半，去滓，入硇砂、大黄末，同熬成膏。每日空心，以温酒调下半大匙。"

土鳖虫，咸，寒；有小毒。归肝经。破瘀血，续筋骨。用于筋骨折伤、瘀血经闭、癥瘕痞块。

琥珀，甘，平；无毒。归心、肝、小肠经、膀胱、肺、脾经。镇静，利尿，活血。用于惊风、癫痫、心悸、失眠、小便不利、尿痛、尿血、闭经。主治：惊悸失眠；惊风癫痫；血淋血尿、血滞经闭、产后瘀滞腹痛、癥瘕积聚、目生障翳、痈肿疮毒。《本草经疏》："琥珀，专入血分。心主血，肝藏血，入心入肝，故能消瘀血也。"此药毕竟是消磨渗利之性，不利虚人。大都从辛温药则行血破血，从淡渗药则利窍行水，从金石镇坠药则镇心安神。《太平圣惠方》琥珀煎丸："治妇人月候不通，琥珀一两（细研，以醋三升熬如膏），虻虫半两（去翅足，炒黄），水蛭半两（炒黄），肉桂三两（去皱皮），桃仁一两（去皮、尖、双仁，别研，生用），大黄三两（生用）。上药捣罗为末，以琥珀膏和丸，如梧桐子大，每服空心以温酒下三十丸"。

某女，30岁，闭经2年，靠服用黄体酮维持月水。为求根治，遂到愚处就诊，其正值壮年，声音洪亮，但舌质瘀暗，脉涩小数，此女瘀阻胞宫无疑，立投通经还五汤，3剂而月水来，经后原方去麝香，水泛为丸，服用月余，痊愈。

## 浣溪沙——通经还五汤

桃仁红花归芍芎，
三棱莪术乳没苏，
麝香琥珀土鳖虫。

瘀阻胞宫小腹胀，
月事不至脉弦涩，
通经还五效如神。

# 镇逆引经汤

赭石（先煎）15g，金铃子10g，紫石英（先煎）15g，降香（后下）6g，醋大黄6g，姜半夏10g，吴茱萸6g，麦冬10g，川牛膝10g，益母草30g，桃仁10g，当归10g，白芍10g，熟地黄10g，甘草3g，三七粉（分吞）3g，肉桂（研末分吞）3g。

治气机上逆之倒经，症见月经期月事不来或极少，反见鼻衄或齿衄或吐血。

赭石为降气之要药（赭石详解见于本书内科篇张氏清上温下汤）；金铃子降肝气；紫石英降逆气，暖子宫；降香色赤，入血分而下降；配三七以止上焦之血，伍桃仁、益母草以通下焦之经，用于此处，诚妙不可言；醋大黄可泻血分实热，多与活血调经药配伍用以治疗实热壅于血分而致经闭、痛经及产后腹痛等症（大黄详解见本书内科篇天下无石汤）；姜半夏、吴茱萸降胃逆；麦冬养阴而滋血之源；川牛膝引血下行；肉桂引火归元；当归、白芍、熟地黄养血以荣冲任；甘草调和诸药。全方配伍巧妙，实为治气机上逆之倒经之良方也。

降香，辛，温。归肝、脾经。行气活血，止痛，止血。用于脘腹疼痛，肝郁胁痛，胸痹刺痛，跌仆损伤，外伤出血。《本经逢原》："降真香色赤，入血分而下降，故内服能行血破滞，外涂可止血定痛。"《本草经疏》："降真香，香中之清烈者也，故能辟一切恶气。入药以番舶来者，色较红，香气甜而不辣，用之入药殊胜，色深紫者不良。上部伤，瘀血停积胸膈骨，按之痛或并胁肋痛，此吐血候也，急以此药刮末，入药煎服之良。治内伤或怒气伤肝吐血，用此以代郁金神效。"

　　某女，30岁，自诉3年前与老公吵架后月经开始不来，每逢月经期间或鼻衄或齿衄，并伴随乳房胀痛，经西医黄体酮治疗，初有效，后黄体酮亦无效，故寻求中医治疗，某名老中医予以丹栀逍遥散加减治疗，治疗后乳房胀痛减轻，但月经仍然无效，遂经人介绍至愚处就诊，愚立投镇逆引经汤3剂而月经来，经后去三七，临证加减继续调养至下次月经来，诸症皆痊愈。

## 镇逆引经汤

当归白芍代赭石，熟地桃仁紫石英。

姜夏麦冬金铃子，甘草降香醋大黄。

益母吴萸川牛膝，三七肉桂研末服。

气机上逆倒经血，镇逆引经此汤妙。

# 滋阴引经汤

---

麦冬30g，枸杞子10g，生白芍15g，生地黄15g，熟地黄15g，赭石（先煎）15g，川牛膝10g，炒王不留行30g，轮回酒50g。

---

治阴虚火旺，虚火上炎之倒经，症见月经期月水不行或极少，反见或鼻衄或齿衄或吐血，两颧潮红，手足心发热，或盗汗，舌红少苔，脉细数。

此方专为阴虚倒经而设，麦冬、枸杞子、白芍、生地黄、熟地黄滋阴而固本，阴虚火旺，虚火上炎而使气机上逆，故用赭石镇气逆而引血下沉，以助川牛膝引血归经，又炒王不留行性急而下行，更有轮回酒降阴火而以为引药，全方配伍严谨，药专而效宏，实为阴虚倒经之妙方也。

《本草新编》："王不留行，其性甚急，下行而不上行者也。凡病逆而上冲者用之可降，故可恃之以作臣使之用也。但其性过速，宜暂而不宜久，又不可不知也。"或问：王不留行之可下乳，是亦可上行之物也。不知乳不能下而下之，毕竟是下行，而非上行也。上中焦有可下者，皆可下通，非止行于下焦而不行于上焦也。

轮回酒，即童子尿，又名还元汤、回笼汤。是指在男孩子还没有性发育之前产生的尿液，才称为童子尿。元代名医朱震亨医案中有这样的记载："小便（童子尿）降火甚速。尝见一位老妇人，年逾八十，貌似四十。询其故……人教服人尿。四十余年矣，且老健无他病……凡阴虚火动，热蒸如燎，服药无益者，非小便不能除。"在古代医案中还有不少类似记载，如用童子尿治疗头痛、咽痛、腹痛、发热、肺痿咳嗽、痔等。用法有直接饮用、煎煮后饮用、与药同煎服、作酒服、送药饮等，也还有古人遇急腹症和中暑昏厥时让童子坐腹溺其脐中的做法。对于童子尿治病的原理李时珍在《本草纲目》中曰："尿，从尸从水，会意也。方家谓之轮回酒、还元汤，隐语也。"意思是小儿为纯阳之体，代表着无限生命力的阳气、元气充满全身，尿液是肾中阳气温煦产生的，虽然已属代谢物，但仍然保留着真元之气。不过古人并不是任意使用童尿，还是很有讲究的，如童尿用12岁以下的童子；童子要忌食五辛热物；男用童女便；女用童男便，童尿斩头去尾等。

或问曰：此方似与张锡纯之加味麦门冬汤有异曲同工之妙，敢问有何区别？

答曰：《医学衷中参西录》之加味麦门冬汤如下：干寸冬（带心）5钱，野台参4钱，清半夏3钱，生山药（以代粳米）4钱，生杭芍3钱，丹参3钱，甘草2钱，生桃仁（带皮尖，捣）2钱，大枣（劈开）3枚。治妇女倒经之证，陈修园《女科要旨》借用《金匮》麦门冬汤，可谓特识。然其方原治"火逆上气，咽喉不利"。今用以治倒经，必略为加减，而后乃与病证吻合也。或问，《金匮》麦门冬汤所主之病，与妇人倒经之病迥别，何以能借用之而有效验？答曰：冲为血海，居少腹之两旁。其脉上隶阳明，下连少阴。少阴肾虚，其气化不能闭藏以收摄冲气，则冲气易于上干。阳明胃虚，其气化不能下行以镇安冲气，则冲气亦易于上干。冲中之气既上干，冲中之血自随之上逆，此倒经所由来也。麦门冬汤，于大补中气以生津液药中，用半夏一味，以降胃安冲，且以山药代粳米，以补肾敛冲，于是冲中之气安其故宅，冲中之血，自不上逆，而循其故道矣。特是经脉所以上行者，固多因冲气之上干，实亦下行之路，有所壅塞。观其每至下行之期，而后上行可知也。故又加芍药、丹参、桃仁以开其下行之路，使至期下行，毫无滞碍。是以其方非为治倒经而设，而略为加减，即以治倒经甚效，愈以叹经方之涵盖无穷也。用此方治倒经大抵皆效，而间有不效者，以其兼他证也。曾治一室女，倒经年余不愈，其脉象微弱。投以此汤，服药后甚觉短气。再诊其脉，微弱益甚。自言素有短气之病，今则益加重耳。恍悟其胸中大气，必然下陷，故不任半夏之降也。遂改用拙拟升陷汤，连服10剂。短气愈，而倒经之病亦愈。今胜兵以赭石代清半夏，降气安冲之力更著，以炒王不留行代桃仁、丹参，开下路之力更速，针对阴虚倒经之证更甚于加味麦门冬汤。

某女，28岁，倒经3年，加重1年。患者自诉于3年前因人流而未曾再正常行经，靠西医黄体酮维持，最近1年西药已经无效，月经不来，反而出现规律性鼻衄，经某名老中医予以加味麦门冬汤治疗无效，愚观之，其两颧潮红，手足心发热，盗汗，舌红少苔，脉细数。此乃典型的阴虚倒经，加味麦门冬汤之力度已然不够，遂立投滋阴引经汤，五剂而经水来，经后又予以滋阴之品调理月余，诸症皆痊愈。

## 滋阴引经汤

麦冬为君川牛牵，
枸杞白芍赭石煎。
王不两地轮回酒，
滋阴引经此汤仙。

**经前痛经饮**

香附15g，紫苏梗10g，青皮6g，延胡索6g，柴胡6g，当归10g，炒王不留行30g，桃仁10g，牡丹皮6g，茜草10g，甘草6g。

治气滞血瘀所致之痛经，症见经水不行或涩少，经前腹痛，或伴随经前乳房胀痛，甚或呕吐，舌暗或有瘀点，脉弦或涩。

方中香附入肝，解郁理气止痛；紫苏梗入胃和子宫，顺气开郁和胃安宫；青皮破气以协柴胡疏肝，更助当归、炒王不留行、桃仁、牡丹皮、茜草化瘀以通下元；延胡索行气化瘀止痛。其中当归养血以资化瘀之源且使其他破气化瘀之品化瘀而不伤正，炒王不留行性急下行（详见于本书滋阴引经汤），使腹中瘀滞之气血随月水而下，则痛经可定矣。全方配伍得当，实为治疗气滞血瘀所致之痛经之佳方也。

紫苏梗，辛，温。归肺、脾经。理气宽中，止痛，安胎。用于胸膈痞闷，胃脘疼痛，嗳气呕吐，胎动不安。《别录》："主下气，除寒中。"

或问曰：茜草尚能凉血止血，此处月水不行或涩少，是否有用之不当之处呢？

答曰：茜草确能止血，但其亦为通经良药也。且看下面分解：茜草，凉血活血，祛瘀，通经。用于吐血、衄血、崩漏下血、外伤出血、经闭瘀阻、关节痹痛、跌扑肿痛。凉血止血，活血祛瘀。本品止血而不留瘀，用于热证出血、经闭腹痛、跌打损伤。配海螵蛸止血力更强。李时珍《本草纲目》："茜草，气温行滞，味酸入肝，而咸走血，专于行血活血。俗方治女子经水不通，以一两煎酒服之，一日即通，甚效。"可见茜草既能治疗出血崩漏之证，亦能治疗瘀滞不通之闭经或经水涩少，若能用之得当，则可收放自如也。茜草临床运用：用于瘀血经闭、产后瘀阻腹痛、跌打损伤肿痛，兼热者尤宜。因茜草有活血法瘀之功且能凉血，治瘀血经闭，可单用，或配丹参、赤芍、当归等药同用，则可增强活血通经作用；若为血枯兼瘀之经闭，又当配制何首乌、熟地黄、川芎等，以养血活血通经。治产后瘀阻腹痛，属热者，常配败酱草、红藤、赤芍等药，以清热化瘀止痛；属寒滞者，常配当归、川芎、炮姜等药，以散寒暖宫、化瘀止痛；兼气虚血亏者，常配炙黄芪、人参、当归等药，以补虚化瘀。治跌打损伤瘀肿，常配红花、川续断、骨碎补等药，以活血消肿疗伤。用于风湿痹痛。茜草活血通经，故亦治风湿痹痛，若属热痹者，常配忍冬藤、络石藤、秦艽等药，以清热通络止痛；属风寒湿痹者，又当与川乌、独活、海风藤等同用，以祛风除湿、散寒通痹。用于黄疸，茜草凉血清瘀热而退黄，用治湿热黄疸，可配茵陈、栀子、大黄等，以清热凉血，利湿退黄。用于疮痈、痔肿，茜草能凉血化瘀以消散疮痈，治热毒疮疡或乳痈，常配蒲公英、金银花、紫花地丁等药。治痔肿痛，常配大黄、虎杖、地榆等药。用于血热妄行之多种出血证，茜草性寒入血分，能凉血止血，且能化瘀。凡血热妄行之出血证均可选用，兼瘀者尤宜。治血热咯血、吐血、衄血、尿血等证，轻者单用，重者可配小蓟、白茅根、栀子等，以增强凉血止血之功，方如《十药神书》十灰散。治大肠蕴热之肠风便血，常配黄芩、地榆、槐角等药，以清肠凉血止血。治血热崩漏，常配生地黄、生蒲黄、侧柏叶等药，以凉血止崩；若气虚不摄，冲任虚损，漏下不止者，再配炙黄芪、山茱萸、海螵蛸等药，以补气摄血，收涩固脱。

　　某女，36岁，因3年前和婆婆吵架而出现经水涩少，并伴随经前小腹痛甚，乳房亦胀痛不适，西医束手无策，靠止痛药维持，遂寻求中医于愚处，此女乃肝郁脾虚所致之经前乳房胀痛，按理应予以逍遥丸即可收效，然此女之最严重之处乃是经前小腹痛甚，按理应予以少腹逐瘀汤可治之，然今之情况乃是二者兼顾，腹痛、乳房痛同时存在，且以腹痛为主，其病机乃是肝郁日久，气滞而血瘀也，故两方皆不全面，遂师香苏饮意，酌加疏肝化瘀之品拟方经前痛经饮调理至月经来，果痛经消失，乳房胀痛亦消失，月水随流而下，毫无艰涩感，自诉3年来从未如此畅快，告愈。

## 经前痛经饮

气滞血瘀经前痛，
香苏丹青二胡重。
当王桃仁茜甘草，
经前痛经此饮颂。

张氏逐瘀汤

---

乌贼骨10g，干姜3g，小茴香3g，乌药6g，香附10g，延胡索6g，丹参15g，当归10g，川芎6g，炒五灵脂10g，生蒲黄10g，益母草15g，茜草10g，川续断10g，甘草6g。

---

治血瘀阻于胞宫之痛经，症见月经来潮前或来潮时小腹疼痛异常，甚至痛引腰部，月经血如块下或不畅，或因血瘀阻于胞宫之崩漏，或因血瘀阻于胞宫之女子久不受孕，舌暗或有瘀点，脉弦或涩。

方中乌贼骨配干姜乃是治疗血瘀之经典药对，更有丹参、当归、川芎、炒五灵脂、生蒲黄、益母草、茜草活血化瘀而通经止痛，又乌药、香附、延胡索，行气以助活血之品破血瘀而止痛，更兼少许小茴香暖宫温经以为诸药提供温化血瘀之条件，川续断补肾强腰而止腰痛，甘草调和诸药，全方配伍得当，是为治疗血瘀阻于胞宫之痛经之不二良方。

乌贼骨（海螵蛸），咸、涩，温。归脾、肾经。除湿，制酸，止血，敛疮。治胃痛吞酸、吐、衄、呕血、便血、崩漏带下、血枯经闭、腹痛癥瘕、虚疟泻痢、阴蚀烂疮。收敛止血，涩精止带，制酸，敛疮。用于溃疡病、胃酸过多、吐血衄血、崩漏便血、遗精滑精、赤白带下、胃痛吞酸；外治损伤出血，疮多脓汁。厥阴为藏血之脏，女人以血为主，虚则漏下赤白，或经汁血闭，寒热癥瘕；少阴为藏精之脏，主隐曲之地，虚而有湿，则阴蚀肿痛，虚而寒客之则阴中寒肿；男子肾虚，则精竭无子，女子肝伤，则血枯无孕；咸温入肝肾，通血脉而祛寒湿，则诸症除，精血足，令人有子也。其主惊气入腹，腹痛环脐者，盖肝属木主惊，惊入肝胆，则营

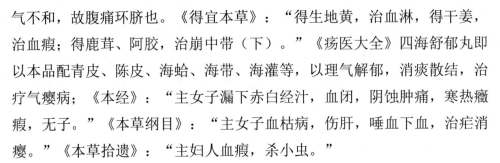

气不和，故腹痛环脐也。《得宜本草》："得生地黄，治血淋，得干姜，治血瘕；得鹿茸、阿胶，治崩中带（下）。"《疡医大全》四海舒郁丸即以本品配青皮、陈皮、海蛤、海带、海藻等，以理气解郁，消痰散结，治疗气瘿病；《本经》："主女子漏下赤白经汁，血闭，阴蚀肿痛，寒热癥瘕，无子。"《本草纲目》："主女子血枯病，伤肝，唾血下血，治疟消瘿。"《本草拾遗》："主妇人血瘕，杀小虫。"

或问曰：此方与少腹逐瘀汤有几分神似，敢问有何区别？

答曰：王清任《医林改错》卷下少腹逐瘀汤：小茴香（炒）7粒，干姜（炒）0.6g，延胡索3g，没药（研）6g，当归9g，川芎6g，肉桂3g，赤芍6g，蒲黄9g，五灵脂（炒）6g。主治：少腹积块，疼痛或不痛，或痛而无积块，或少腹胀满，或经期腰酸、小腹胀，或月经一月见三五次，接连不断，断而又来，其色或紫或黑，或有血块，或崩或漏，兼少腹疼痛，或粉红兼白带者。方论：本方所治证属小腹寒滞瘀积，或妇女冲任虚寒，瘀凝内阻，血不归经所致。方中当归、川芎，赤芍活血散瘀，养血调经；小茴香、干姜、肉桂散寒通阳，温暖冲任；蒲黄、五灵脂、延胡索、没药活血祛瘀，散结定痛。诸药相配，共成化瘀散结、温阳散寒、调经止痛之功。以上观之，经期定痛汤行气活血之力远远强于少腹逐瘀汤，方中加入海螵蛸而配干姜实在是破血瘕之点睛之笔，且针对血瘕阻于胞宫之崩漏，海螵蛸亦可止血止崩，诚妙不可言也，此乃少腹逐瘀汤望尘莫及也。再者，少腹逐瘀汤里含有相当碍胃之没药，临床运用在胃肠不好之人，出现胃肠不适者多矣，此乃经典名方少腹逐瘀汤之一弊也，但凡躬身临床之医家不可不引起重视也。

某女，32岁，痛经多年，每逢月经前一天和行经期头两天，小腹疼痛难忍，最近1年痛引腰部，月经血如块下，某中医投以少腹逐瘀汤1剂，此女喝第1次便呕吐不止，故未敢再服，遂求医于愚处，愚观其舌暗有瘀点但舌中部有剥落苔，舌苔乃胃阴上蒸所为，此剥落苔为典型胃阴不足，而少腹逐瘀汤中一味没药即可让其胃部不适，故呕吐之，今愚投以自拟之经期定痛汤，嘱其饭后服用此药，则无斯弊，且方中海螵蛸有制酸止痛安胃之功,实乃如虎添翼之妙笔也,堪称经典。不由分说,经此方加减调理月余,血瘕除,痛经愈。

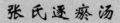

少腹逐瘀是名方,
破瘀种子功无双。
加乌去没护肠胃,
妙哉张氏逐瘀汤。

# 经后荣痛汤

生黄芪30g，党参12g，白术6g，茯神10g，甘草6g，当归6g，川芎6g，白芍10g，熟地黄10g，香附6g，酸枣仁10g，益母草15g，鸡血藤15g。

治气虚血弱之痛经，症见月经量少或虚崩，正值行经之时或经后腹部空痛或头痛隐隐，伴少气懒言，夜寐不安，舌淡苔白，脉细或弱。

方中黄芪为君益气养血摄血，对于气血虚之经水少者可补之，对于气虚血崩则可摄之，诚妙用也。方中采用八珍汤气血两补，又有益母草，鸡血藤活血调经使其补而不滞，少佐香附更能使气血顺畅而柔肝止痛也，妙在八珍汤中易茯苓为茯神，且加酸枣仁共奏养血安神以达神安而血归之妙用也。全方配伍巧妙，对于气虚血弱，不荣则痛之痛经实为有效良方也。

或问曰：此方乃八珍汤加味而成，既然养血，为何当归、川芎少，而白芍、熟地黄多？

答曰：此方之精妙之处便在此处，四物汤乃补血经典名方，当归、川芎、白芍、熟地黄各等份，然此方则不然，盖因此方乃补气而养血之用，故师当归补血汤之黄芪与当归之比例乃是5∶1，黄芪30g，当归6g，又川芎之性大剂量则喜上行而治头疾，小剂量则可配伍当归而达补血之功，故亦用6g，又因黄芪30g，补气而恐有生阳之过，而白芍、熟地黄养血又能育阴，可制黄芪生阳之过，故白芍、熟地黄之量为10g，而多于当归、川芎。全方剂量配伍讲究，且合乎中医中药之理法方药之法度，故临床运用效果显著，此一心得体会，对于躬身临床之医家诚为之重要，不可不思之也。针对药物剂量问题，愚以亲身经历，愿与诸位共勉，多年前愚在省中医院康复科实习期间曾遇一名医给一中风偏瘫后遗症患者开一处方，名为补阳还五汤，服用月余，丝毫不见任何效果，患者家属似有不满之意，遂私下问愚为之奈何，愚拿其脉象，确为气虚血瘀之证，补阳还五汤并无错误，疑惑之余，愚翻阅所开之方，不禁让愚大跌眼镜，方如下：黄芪15g，当归10g，赤芍10g，地龙10g，川芎10g，红花10g，桃仁10g。这就是某名医开的补阳还五汤。同样的方子，剂量掌握有误，那么方义必定有误，临床用之，何来效果可言？但看王清任补阳还五汤原方：生黄芪，四两。当归尾二钱，赤芍一钱半，地龙一钱，川芎一钱，红花一钱，桃仁一钱。本方所治证候，半身不遂，系由气虚血瘀所致。半身不遂变称中风。肝主风又主藏血，喜畅达而行疏泄，"邪之所凑，其气必虚"，气为血之帅，本证中风半身不遂，一属中气不足则邪气中之，二属肝血瘀滞经络不畅，气虚血瘀发为半身不遂。治宜补气活血为法。气虚属脾，故方用黄芪120g，补中益气为主；血瘀属肝，除风先活血，故配伍当归尾、川芎、桃仁、赤芍、红花入肝，行瘀活血，疏肝祛风；加入地龙活血而通经络。共成补气活血通络之剂。关于药物剂量问题，愚再举一例，被誉为仲景群方之魁桂枝汤：桂枝（去皮）、芍药、生姜、大枣（切）各9g，甘草（炙）6g。此方治疗外感风寒表虚证。再看仲景之小建中汤：桂枝（9g），芍药（18g），生姜（9g），大枣（6枚），炙甘草（6g），饴糖（30g）。温中补虚，和里缓急，主治中焦虚寒，肝脾不和证。两方仅一味芍药剂量不同，稍加饴糖，方义，治则，运用完全不同，可见仲景对剂量之拿捏何其重视，诚为后辈注重方药剂量之典范。为医者，身系患者生命安危，此一节，不可不重视也。

　　曾有人质疑：阁下书中所载之方似乎有前人之影子，倘若将先贤之经方稍做改动，易之以名，如此，天下方剂岂不多如繁星乎？

　　答曰：但观仲景之桂枝汤与小建中汤，不过一味芍药之剂量不同尔；四君子汤与易功散，只加一味陈皮而已；六味地黄丸脱胎于仲景之桂附地黄丸；八珍汤为四君子汤合四物汤；桃红四物汤亦是四物汤加桃仁红花；血府逐瘀汤、少腹逐瘀汤、膈下逐瘀汤、通窍活血汤皆为桃红四物汤变化而来，如此例子，不胜枚举，此之为何？愚以为，无论剂量之改变，抑或药味之加减，属新创之方，还是属经方之加减方，要看此方是否有医学理论作依据，是否有临床之适应证，是否有临床疗效作支持，既然有医学理论和临床疗效作支持，且又不同于先贤之经方，愚认为此方即为继承地发扬经方之新方，中医事业的推动，新鲜血液的注入，脱离不了此种创新精神，师古而不泥古，此之谓也。

某女，40岁，痛经2年，加重6个月。病情如下：经量少，每逢行经之时和经后腹部空痛不适，因而夜间无法安睡，西医嘱其休息，热敷腹部，并予以止痛药维持，近6个月愈发严重，故寻求中医于愚处，愚观其少气懒言，舌淡苔白，脉细弱。不假思索，其乃气虚血弱之痛经，立投经后荣痛汤，加减调理月余，痊愈。

## 经后荣痛汤

八珍益母鸡血藤，
黄芪香附枣仁成。
虚证痛经夜难寐，
经后荣痛此汤神。

# 经行头痛四方

经行头痛，古代医家对此论述较少，大学教材《中医妇科学》将其分为肝火、血瘀和血虚三证进行论述，愚在临床中总结之4种证型，仅供诸位参考。

【方一】安冲镇肝定痛汤

赭石（先煎）15g，石决明（先煎）15g，夏天无10g，川牛膝10g，生白芍15g，白芷10g，蔓荆子10g，金铃子6g。

治肝阳上亢之经行头痛，症见头晕胀痛，烦躁易怒，口苦咽干，舌红苔薄黄，脉弦数。

方中赭石为降冲气镇肝气之要药，石决明镇肝潜阳，夏天无为镇肝降压止痛之佳品，生白芍敛肝阴，少佐金铃子泄肝气，川牛膝引邪热下行，以降上炎之火，白芷、蔓荆子乃止头痛之要药，且能引药入头部，全方配伍得当，为治疗肝阳上亢之经行头痛之良方。

【方二】化浊定眩止痛汤

法半夏15g，胆南星10g，禹白附6g，陈皮15g，苍术10g，茯神10g，泽泻10g，天麻10g，川芎10g，白芷10g。

治痰浊裹头之经行头痛，症见头痛如裹，胸闷痰多，或素体肥胖，带下过多，舌苔白腻，脉滑。

方中法半夏、胆南星、禹白附、陈皮、苍术、泽泻化痰祛湿，且有泽泻将痰湿从小便走，天麻、川芎、白芷止痛，且能引药入头部，茯神健脾祛湿又兼安神，以防头痛而夜寐不安，全方标本兼顾，实为治痰浊裹头之经行头痛之佳方。

**【方三】活血通脉定痛汤**

川芎15g，延胡索10g，姜黄10g，炒五灵脂10g，丹参15g，海螵蛸10g，干姜1g。

治瘀血阻头之经行头痛，症见头痛如刺，月水紫暗有块，伴小腹疼痛拒按，舌黯或边有瘀点，脉弦或涩。

此方川芎为君药，既是止痛要药，又为引药上达头部之佳品，且其本身就是活血止痛良药，延胡索、姜黄、炒五灵脂皆为活血止痛佳品，丹参活血化瘀，化老血而不伤新血，兼顾安神之用，更有海螵蛸、干姜这组治血瘕之经典药对，化瘀作用更著，且海螵蛸又有止血止崩之能，可防止大量活血化瘀之品徒伤宫络而致月经过多，诚妙用也。全方配伍严谨，临床行之效殊，实乃治瘀血阻头之经行头痛之效方也。

**【方四】益气养血荣痛汤**

川芎15g，生黄芪30g，当归6g，白芍10g，熟地黄10g，党参12g，白术6g，茯神10g，甘草6g，酸枣仁10g，蔓荆子10g。

治气血虚弱之经行头痛，症见头痛绵绵，月水量少，心悸少寐，神疲乏力，舌淡苔薄，脉虚细。

本方为经后荣痛汤变化而来（详见本书经后荣痛汤），方中加重川芎用量，盖因其既是止痛要药，又为引药上达头部之佳品，故重用之。又加蔓荆子止痛以为治标之用。全方益气养血安神补虚，实为治气血虚弱之经行头痛之好方。

或问曰：既有引药达头之说，可否详论之？

答曰：关于引药，愚在本书茵陈泻胆汤已论述，今结合同道观点，补充如下：引经是归经与配伍的结合，通过引经可改变其他药物的作用方向或部位，或使其作用侧重或集中于特定的方向和部位。易水学派张洁古依据《黄帝内经》理论，对药物的引经进行了深入的探讨，他认为取各药性之长，使之各归其经，则力专效宏。如泻火药中，黄连偏泻心火，黄芩偏泻肺火，知母偏泻肝火，木通偏泻小肠火，石膏偏泻胃火等。张氏又认为，用柴胡泻下焦之火，必佐以黄芩；用柴胡泻肝火，必佐以黄连，可见黄芩、黄连为引经药。又如太阳、小肠、膀胱经病，在上用羌活，在下用黄柏；阳明胃与大肠经病，在上用升麻、白芷，在下用石膏；太阴脾和厥阴肝经病用白芍引之，少阴心和肾经病用知母引之等，张氏强调遣药的专司。古人云："引经之药，剂中用为向导，则能接引为药，直入本经，用力寡而获效捷也。"临床在辨证的基础上，明白药性专司、制方专主之理，酌情加入引经药，常能取得事半功倍的效果。

## 附：引经药主要作用

1. 引药上行

《本草求真》曰："桔梗系开提肺气之品，可为诸药舟楫，载之上浮。"如参苓白术散，借桔梗载诸药上浮，引归于肺，益肺利气，借肺之布精而养全身，倘若把它当作平喘之品删掉不用，则违背了《太平惠民和剂局方》的立法本义，疗效难著。王清任所创血府逐瘀汤以桔梗载众祛瘀之品上行，以除胸中之瘀。

《伤寒论》中三物白散亦用桔梗引巴豆上升，以祛除胸中寒实，有学者通过实验提示了桔梗在该方剂中的"引向"作用，如果去掉桔梗，则仅能涤除腹水而不能荡涤胸腔积液。临床亦有"诸根多降，桔梗能升"之说。

2. 引药下行

《本经逢原》曰："丹溪言牛膝能引诸药下行，筋骨痛风在下者宜加用之。"身体下部疾病的引经药使用，临床上治疗多发性神经根炎、坐骨神经痛、半身不遂、下肢肌痿无力等症，常随方加用，疗效颇著。旋覆花是治疗呃逆上气的一味"引药下行"之品，临床有"诸花皆升，旋覆独降"之说。

3. 引药入病所

引药达病所的药物，临床使用十分广泛，如桑枝引诸药达臂与手

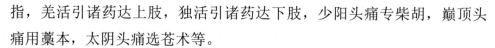

指，羌活引诸药达上肢，独活引诸药达下肢，少阳头痛专柴胡，巅顶头痛用藁本，太阴头痛选苍术等。

4. 引火归元

金匮肾气丸中的肉桂即是一味引火归元之品，在虚阳上越的戴阳证、阴盛格阳的格阳证中常用之。

5. 引气归元

焦树德教授认为，砂仁可"引气归元"。慢性肺源性心脏病、心力衰竭反复发作，表现为肺肾气虚或虚多实少者，平时服用七味都气丸加砂仁，对改善肺、肾功能、增强免疫功能、减少复发有显著疗效。

6. 引气上升

升麻、柴胡在补中益气汤中引清气上升，使该方显益气升提之功。日本学者报道，去除升麻、柴胡该方只有补益气血之功，而不能益气升提、升举下陷之脏器。

7. 引血下行

镇肝息风汤重用牛膝为君，即取其引血下行之功，以防"血之余气，并赶于上"之"气厥"。

8. 引邪外达

柴胡可开邪热内闭，使邪气从内达外，为医家临证所惯用。

9. 引邪下行

玉女煎中牛膝引邪热下行，以降上炎之火；四妙丸中的牛膝也起引热下行作用。

## 经行头痛四方

经行头痛古论少，躬身临床用心找。
肝阳血瘀痰浊虚，善用四方去痛早。

经行身痛饮

天仙藤10g，五加皮10g，怀牛膝10g，木瓜10g，桂枝
10g，干姜6g，炙甘草10g，白芷10g，羌活10g，独活10g，黄
芪15g，白术15g，当归15g，鸡血藤15g。

治寒湿困体，寒凝经脉之经行腰膝、肢体、关节疼痛，甚至水肿，
月经推迟，量少或有血块，舌紫黯或有瘀斑苔薄白，脉沉紧或沉迟而
弦。亦治产后骨节疼痛，四肢不举，遍身疼痛。

方中天仙藤既能行气活血又能通络止痛，还能祛水肿，一药三用，
在此方中达到药尽其用之妙，既助黄芪、白术、当归、鸡血藤补气行气
活血，又帮五加皮、木瓜、羌活、独活、白芷祛风湿通络止痛，还协五
加皮、桂枝、干姜、黄芪温阳益气，温经通脉，利水消肿，又有怀牛
膝、五加皮补肝肾强筋骨，甘草调和诸药，如此，则寒湿除，经脉温，
身痛止。

天仙藤，别名都淋藤、三百两银、兜铃苗、马兜铃藤、青木香藤、
长痧藤、香藤。茎呈细长圆柱形，略扭曲，直径1～3mm；表面黄绿色
或淡黄褐色，有纵棱及节，节间不等长；质脆，易折断，断面有数个大
小不等的维管束。苦，温，无毒。归肝、脾、肾经。有行气活血、通络
止痛的作用。用于脘腹刺痛、风湿痹痛、妊娠水肿。《妇人良方》：
"天仙藤五两，炒焦为末。每服二钱，炒生姜汁、童子小便和细酒调服
治产后腹痛儿枕痛。"《仁斋直指方》："天仙藤、白术、羌活、白芷
梢各三钱，片子姜黄六钱，半夏（制）五钱。每服五钱，姜五片，水煎

服。"仍间服千金五套丸治痰注臂痛。

　　某女，28岁，自诉因3年前于夏季坐月子之时吹空调而致每逢月经期间腰膝、肢体、关节疼痛，平素亦怕冷，月经推迟且有血块。愚以为，经行以气血通畅为顺，今寒湿凝滞经络，则气血运行不畅，是故每逢经行之时则诱发腰膝、肢体、关节疼痛，此女寒湿久则阳虚，故月经推迟；寒凝血脉，故月经有血块。遂投方经行身痛饮，加减治疗月余，痊愈。愚在临床时凡遇寒湿困体，寒凝经脉之经行腰膝、肢体、关节疼痛，投以此方临证加减治疗，多有效验。然经行身痛证属气血虚弱之不荣则痛，则需选用本书所载之经后荣痛汤加减治疗。

## 经行身痛饮

寒凝经脉全身痛，每逢经行此证重。
天五木牛桂姜草，羌独白芪术归藤。
温经散寒止痛共，经行身痛此饮颂。

**经行口糜五方**

经行口糜，古代医家对此论述较少，但临床比较常见，大学教材《中医妇科学》将其分为阴虚和胃火二证进行论述，愚在临床中总结之5种证型，仅供诸位参考。

【方一】三地通心汤

生地黄10g，熟地黄10g，地骨皮10g，木通6g，莲子心3g，生甘草6g。

治心阴不足之经行口糜，症见经期口舌糜烂，五心烦热，夜寐不宁，舌红少苔，脉细数。

方中生地黄、熟地黄、地骨皮滋阴祛虚火，莲子心入心经，既为清心火要药，又为引经药，木通利小便而使虚火从小便走，生甘草清火且能调和诸药，全方配伍简洁明了，为治心阴不足之经行口糜之效方。

【方二】九味地黄汤

地骨皮10g，黄柏15g，知母15g，熟地黄15g，山茱萸12g，山药12g，泽泻10g，茯苓10g，牡丹皮10g。

治肝肾阴虚之经行口糜，症见经期口舌糜烂，骨蒸潮热，腰膝酸软，舌红少苔，脉细数。

本方为《医宗金鉴》所载之知柏地黄汤加地骨皮而成，愚在临床中以此知柏地黄汤治疗阴虚之经行口糜有效，但火热重者，加地骨皮一味，效更佳，且对口糜，骨蒸潮热，腰膝酸软尤效，且看地骨皮此药。

地骨皮，别名枸杞皮，为茄科、枸杞子属植物，是枸杞子的根皮。性寒，味甘。入肺、肝、肾经。清热，凉血。治虚劳潮热盗汗、肺热咳喘、吐血、衄血、血淋、消渴、高血压、痈肿、恶疮。《本草述》：

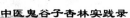

"主治虚劳发热，往来寒热，诸见血证，鼻衄，咳嗽血，咳嗽、喘，消瘅，中风，眩晕，痉瘤，腰痛，行痹，脚气，水肿，虚烦，悸，健忘，小便不通，赤白浊。"《本草纲目》："去下焦肝肾虚热。"《药性论》："细锉，面拌熟煮吞之，主治肾家风。"《兰室秘藏》地骨皮汤：治膀胱移热于小肠，上为口糜，生疮溃烂，心胃壅热，水谷不下：柴胡、地骨皮各15g。水煎服之。

【方三】降胃通腑汤

竹叶15g，赭石（先煎）15g，黄连6g，大黄（后下）10g，芒硝（冲服）6g。

治胃火上逆之经行口糜，症见经期口舌糜烂，口臭便秘，口干喜冷饮，舌红苔黄，脉滑数。

方中竹叶伍赭石降上逆之胃气，竹叶配黄连清胃中之实火，有又大黄芒硝导胃肠之热结，使火从大便消，如此，口舌糜烂，口臭便秘皆可愈也。全方药少而效著，实为治胃火上逆之经行口糜之良方。

【方四】益气降火汤

生黄芪30g，知母10g，生地黄10g，柴胡10g，升麻10g，甘草10g。

治气虚之经行口糜，症见经期口舌糜烂，乏力气短，精神萎靡，舌淡苔白，脉细弱。

方中重用生黄芪补气为君，柴胡、升麻益气升清直达口舌，又佐知母、生地黄、甘草退气虚之火，如此，气补而虚火退，口舌糜烂则自安也。

【方五】温阳敛阴汤

附子10g，鹿茸（研末分吞）2g，肉桂（研末分吞）3g，川牛膝10g，熟地黄10g，甘草10g。

治阳虚之经行口糜，症见经期口舌糜烂，畏寒肢冷，舌淡苔白，脉沉迟。

方中附子、鹿茸、肉桂补元阳，佐熟地黄阴中求阳，更能敛阴入阳，川牛膝引虚火至命门，甘草清虚热且能调和诸药，全方药少力专，为治阳虚之经行口糜之佳方也。

以上五方治疗口糜，不为妇科独有，内科所见之口糜若对症投之，亦效。

愚常夜观先贤书籍，叹古人智慧之深，中医之博大，然智者千虑必有一失，对古之圣贤所载之空缺处，愚常欲填补之，愚本质拙，然愚者千虑必有一得，今愚以笨拙之资，于临床总结之经行口糜5方，愿能对此有作微薄之贡献，然吾生也有涯，而知也无涯，书中所载之方，有不尽人意之处，万望同道批评指正为谢！

## 经行口糜五方

经行口糜古论寥，
临证用方总嫌少。
今创五方经行用，
内科对症效亦好。

# 经行先期汤

---

牡丹皮10g，地骨皮10g，生地黄10g，白芍10g，柴胡10g，香附10g，茯苓10g，当归10g，川续断10g，益母草20g，艾叶炭6g，甘草6g，阿胶（烊化）10g。

---

治肝郁化火，火入血分，热结血瘀之经行先期，症见月经提前，心烦易怒，甚或胸胁、乳房或少腹胀痛，经色黯黑或有血块，舌红苔黄，脉弦数。

方中牡丹皮、地骨皮、生地黄、白芍凉血清火，柴胡、香附疏肝解郁行气，茯苓实脾以助治肝。《金匮要略》云："夫治未病者，见肝之病，知肝传脾，当先实脾，四季脾旺不受邪，即勿补之；中工不晓其传，见肝之病，不解实脾，惟治肝也。"当归、川续断、益母草活血调经，艾叶炭引经入子宫，止先期而至之经水，又有阿胶凉血养血止血，助其固先期之经水，甘草调和诸药，如此，则肝郁解，火

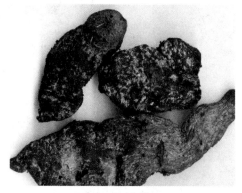

★ 生地黄

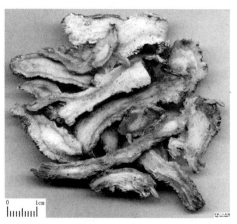

★ 当 归

热清，瘀血化，经水自安也。

经行先期临床常见，然此方适用于肝郁化火，火入血分，热结血瘀之经行先期，临床常见的其他证型治疗如下。

脾气虚者：补中益气汤加减（《脾胃论》）。

心脾两虚者：归脾汤加减（《济生方》）。

肾气虚者：固阴煎加减（《景岳全书》）。

实热者：清经散加减（《傅青主女科》）。

虚热者：两地汤加减（《傅青主女科》）。

## 经行先期汤

月经先期较常见，
气虚血热两种现。
肝郁化火又血瘀，
经行先期此汤验。

# 经行后期汤

柴胡10g，香附15g，枳实10g，金铃子10g，延胡索10g，当归10g，川芎10g，益母草20g，白术10g，苍术15g，法半夏10g，神曲10g，肉桂（研末分吞）3g，炙甘草6g，生姜3片。

治肝郁脾虚痰瘀阻于胞宫之经行后期，症见经前乳房或小腹胀痛，月经黯黑或有血块，白带多，舌苔白腻，脉弦滑。

方中柴胡、香附、枳实、金铃子、延胡索疏肝行气止痛，当归、川芎、益母草活血通经，白术、苍术、法半夏、神曲健脾化痰燥湿，肉桂温化痰瘀，引药入子宫，甘草调和诸药。如此，则肝郁解，瘀血消，脾虚健，痰湿除，经行自能按时而至也。

经行后期临床常见，然此方适用于肝郁脾虚痰瘀阻于胞宫之经行后期，临床常见的其他证型治疗如下。

肾虚型：当归地黄饮（《景岳全书》）。

血虚型：大补元煎（《景岳全书》）。

虚寒型：温经汤（《金匮要略》）。

实寒型：温经汤（《妇人良方》）。

气滞型：乌药汤（《兰室秘藏》）。

## 经行后期汤

月经后期较常见，血寒虚证气滞现。
肝郁脾虚痰瘀结，经行后期此汤验。

# 经水涩少煎

---

　　柴胡10g，当归10g，川芎10g，白芍10g，乌药10g，香附10g，陈皮15g，枳壳10g，木香6g，延胡索10g，甘草6g，炒王不留行30g，琥珀（研末分吞）6g。

---

　　治肝郁气滞之经水涩少，症见月水艰涩，或胸胁或乳房或小腹胀痛，舌红苔薄或有瘀点，脉弦涩。

　　方中柴胡、当归、川芎、白芍疏肝养血柔肝，乌药、香附、陈皮、枳壳、木香、延胡索行气止痛解郁，炒王不留行、琥珀通经导郁从子宫走，如此，肝郁解，气滞行，经水通，诸症皆愈也。

　　经水涩少临床常见，然此方适用于肝郁气滞之经水涩少，临床常见的其他证型治疗如下。

　　肾虚型：归肾丸加减（《景岳全书》）。

　　血虚型：滋血汤加减（《证治准绳》）。

　　血瘀型：桃红四物汤加减（《医宗金鉴》）。

　　痰湿型：苍附导痰丸加减（《叶天士女科诊治秘方》）。

### 经水涩少煎

经水涩少虚瘀痰，肝郁气滞未包含。
郁滞肝经不下宫，此方效佳可流传。

# 经水过多饮

---

黄芪30g，当归6g，阿胶（烊化）10g，枣皮10g，乌贼骨10g，血余炭6g。

---

治气虚不摄之经水过多，症见经行量多，色淡红，神疲乏力，气短懒言，小腹空坠，舌淡苔薄白，脉细弱。

方中黄芪为君，补气摄血为本，与当归五比一益气补血，阿胶补血止血，枣皮止血固脱，海螵蛸、血余炭固经止血为标，全方药精而专，标本兼治，实为治疗气虚不摄之经水过多之良方。

经水过多临床常见，然此方适用于气虚不摄之经水过多，临床常见的其他证型治疗如下。

血热型：保阴煎加减（《景岳全书》）。

血瘀型：失笑散加味（《太平惠民和剂局方》）。

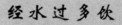

## 经水过多饮

经水过多月水长，黄芪当归阿胶烊。
枣皮乌贼血余炭，气虚不摄此饮尝。

# 经间安宫汤

生地黄30g，莲子心3g，黄柏6g，地骨皮10g，熟地黄10g，枸杞子10g，制何首乌10g，黄精10g，阿胶（烊化）10g，甘草6g。

治心肾阴虚之经间期出血，症见两次月经期间阴道出血，色鲜红，头晕腰酸，夜寐不宁，五心烦热，舌小质红或舌红少苔，脉细数。

方中生地黄为君，既能合莲子心清心安神，又能伍黄柏，地骨皮降火固经，熟地黄、枸杞子、制何首乌、黄精滋阴补肾以固下元，阿胶滋阴止血固经，甘草调和诸药，如此，诸症皆解也。

经间期出血临床可见，然此方适用于心肾阴虚之经间期出血，临床常见的其他证型治疗如下。

湿热型：清肝止淋汤加减（《傅青主女科》）。

血瘀型：逐瘀止血汤加减（《傅青主女科》）。

## 经间安宫汤

经间出血热和瘀，青主女科未谈虚。
阴虚出血临床有，经间安宫此汤驱。

# 调经三仙胶

阿胶（烊化）10g，龟甲胶（烊化）10g，鹿胶（烊化）10g，人参6g，白芍10g，当归10g，益母草15g，路路通6g，酸枣仁15g，核桃10g，浮小麦25g，大枣10g，炙甘草6g，朱砂（分吞）1.5g，三七（分吞）3g。

治气血紊乱，心神不宁之月经紊乱，症见月经一月数行或数月一行，心烦意乱，夜寐不宁，自汗盗汗，舌红，脉虚数。

本方阴阳双调，气血同理，安神固津，化瘀通经，面面俱到，如此，则阴阳调，气血理，神安津固，瘀散经通，月经自稳，诸症自消矣。

某女，48岁，月经紊乱2年，心烦意乱，夜寐不宁，自汗盗汗，经医院检查，一切正常，开抗焦虑药，镇静安神药，无果，经某中医按照更年期综合征开左归丸服用月余，稍有改善，但效果不太明显，遂经人介绍到愚处就诊，愚观之，其自汗盗汗，不耐寒热，舌红，脉虚数。此乃阴阳两虚，气血两乱，立投调经三仙胶，1周后，心烦意乱，夜寐不宁，此两症基本消失，遂去掉朱砂、酸枣仁，又服1周，自汗盗汗消失，去掉浮小麦，又服1周，月经来，随访月经正常，告愈。

**调经三仙胶**

气血紊乱寐不宁，月水不安月来行。
今服调经三仙胶，何惧妇人难为情？

崩漏秘方六首

【方一】益气止崩汤（气虚脾虚型用此方加减）

黄芪30g，人参10g，白术10g，芡实15g，熟地黄炭20g，荆芥炭10g，血余炭10g，棕榈炭10g，莲蓬炭10g。

【方二】益肾止崩汤（肾气虚型用此方加减）

肉苁蓉10g，菟丝子10g，覆盆子10g，桑寄生10g，枸杞子10g，熟地黄炭20g，荆芥炭10g，血余炭10g，棕榈炭10g，莲蓬炭10g。

【方三】温阳止崩汤（肾阳虚型用此方加减）

附子10g，肉桂（后下）6g，巴戟天10g，肉苁蓉10g，菟丝子10g，枣皮10g，艾叶炭6g，熟地黄炭20g，荆芥炭10g，血余炭10g，棕榈炭10g，莲蓬炭10g。

【方四】养阴止崩汤（阴虚型用此方加减）

枸杞子10g，黄精10g，太子参10g，麦冬10g，五味子6g，龟甲10g，煅龙骨15g，煅牡蛎15g，熟地黄炭20g，棕榈炭10g。

【方五】清热止崩汤（实热型用此方加减）

炒黄芩10g，焦栀子10g，生地黄10g，地骨皮10g，地榆10g，茜草10g，煅龙骨15g，煅牡蛎15g，棕榈炭10g。

【方六】化瘀止崩汤（血瘀型用此方加减）

当归30g，桃仁10g，牡丹皮10g，川牛膝10g，益母草15g，丹参炭15g，海螵蛸15g，三七（分吞）3g。

以上崩漏6方，辨证准确，灵活加减，用于临床，效若桴鼓，不敢私藏，仅供参考。

带下过多秘方七首

**【方一】六白止带汤**

白鸡冠花10g，白扁豆花10g，白果10g，白茯苓10g，炒白术10g，白芍10g，苍术10g，薏苡仁30g，芡实15g，海螵蛸15g。

治白带过多。

**【方二】六白止带定痛汤**

白鸡冠花10g，白扁豆花10g，白果10g，白茯苓10g，炒白术10g，白芍10g，苍术10g，薏苡仁30g，芡实15g，海螵蛸15g，小茴香6g，骨碎补10g，川续断10g，川牛膝10g，仙茅10g，当归10g，五灵脂10g，延胡索6g。

治白带过多兼腰或小腹部疼痛。

**【方三】红赤止带汤**

红鸡冠花10g，赤石脂15g，地榆10g，茜草10g，贯众10g，荆芥炭10g，椿白皮10g。

治赤带。

**【方四】红赤止带定痛汤**

红鸡冠花10g，赤石脂15g，地榆10g，茜草10g，贯众10g，荆芥炭10g，椿白皮10g，骨碎补10g，川续断10g，川牛膝10g，仙茅10g，五灵脂10g，延胡索6g，郁金10g，白芍10g，当归10g，山楂核10g。

治赤带兼腰或小腹部疼痛。

**【方五】黄苦止带汤**

黄柏10g，苦参10g，土茯苓10g，白芷10g，苍术10g，薏苡仁30g，车前子10g，枯矾3g。

　　治黄带。

　　【方六】黄苦止带定痛汤

　　黄柏10g，苦参10g，土茯苓10g，白芷10g，苍术10g，薏苡仁30g，车前子10g，枯矾3g，骨碎补10g，川续断10g，川牛膝10g，仙茅10g，五灵脂10g，延胡索6g。

　　治黄带兼腰或小腹部疼痛。

　　【方七】排脓生肌止带汤

　　金银花15g，赤石脂15g，败酱草30g，鱼腥草30g，蒲公英30g，薏苡仁30g，土茯苓15g，苦参15g，白芷15g，枯矾3g，木通3g，车前子10g，泽泻10g。

　　治带下黄绿如脓，恶臭难闻。

　　以上为根据带下颜色而定之方剂，临床用之，效若桴鼓，现将具体证型代表方剂罗列如下，临床可辨证加减选用之。

　　脾虚型：完带汤加减（《傅青主女科》）。

　　肾阳虚型：内补丸加减（《女科切要》）。

　　阴虚夹湿型：知柏地黄汤加减（《医宗金鉴》）。

　　湿热下注型：止带方加减（《世补斋》）。

　　肝胆湿热型：龙胆泻肝汤加减（《医宗金鉴》）。

带下过少三方

**【方一】养阴增水汤（肝肾阴亏，阴液不足）**

熟地黄30g，枸杞子20g，黄精15g，制何首乌15g，麦冬10g，川牛膝10g，紫河车10g，龟甲胶10g，阿胶10g。

治肝肾阴亏，阴液不足之性交阴道干涩无水证。

**【方二】荣血化瘀增水汤（气虚血枯，瘀血内阻）**

黄芪30g，当归15g，白芍15g，熟地黄15g，柏子仁15g，枸杞子10g，川牛膝10g，丹参15g，桃仁10g，土鳖虫10g。

治气虚血枯，瘀血内阻之性交阴道干涩无水证。

**【方三】健脾增水汤（脾土虚弱，生水无源）**

太子参10g，白术10g，茯苓10g，甘草10g，山药10g，石斛10g，天花粉10g，玄参10g，炒麦芽、炒谷芽、炒神曲、炒山楂、炒鸡内金各10g，陈皮10g，川牛膝10g。

治脾土虚弱，生水无源之性交阴道干涩无水证。

# 外阴瘙痒煎

蛇床子15g，百部15g，地肤子15g，花椒15g，贯众15g，苦参15g，黄柏15g，阿魏6g，雄黄3g，雷丸（研末）3g，食盐10g。

治外阴瘙痒，带下异常，或有滴虫。

治法：除雷丸，食盐外余药两碗水煎成一碗水，纱布过滤，加入雷丸，食盐搅匀，用注射器注入阴道和冲洗外阴，每日3～4次，效果显著。

愚用此方治疗各种阴道炎多矣，皆奇效。

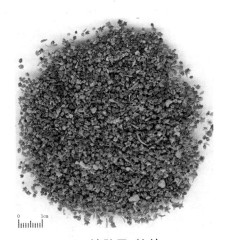

★ 地肤子-饮片

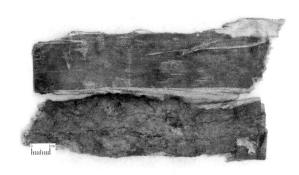

★ 黄　柏

阴冷（性冷淡）

【方一】补阳欲火煎

黄芪30g，人参10g，当归10g，附子10g，桂枝10g，肉苁蓉10g，巴戟天10g，川牛膝10g，蛇床子10g，小茴香6g，艾叶10g，花椒10g，吴茱萸10g，乌药10g，枳壳10g，肉桂（研末分吞）3g。

治肾阳虚之阴冷，性冷淡。

【方二】温经化瘀煎

小茴香6g，干姜6g，桂枝10g，香附10g，延胡索6g，当归10g，川芎6g，赤芍10g，川牛膝10g，炒五灵脂10g，炒王不留行15g，丹参15g，肉桂（研末分吞）3g。

治气滞血瘀之阴冷，性冷淡。

【方三】温经化痰煎

小茴香6g，干姜6g，桂枝10g，香附15g，枳壳10g，陈皮15g，法半夏15g，茯苓10g，苍术15g，胆南星10g，白芥子6g，川牛膝10g，泽泻10g，萆薢10g，石菖蒲10g。

治寒痰下注之阴冷，性冷淡。

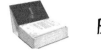 # 阴　挺

## 一、内服方

**【方一】益气提宫汤**

黄芪30g，人参10g，白术10g，柴胡10g，升麻10g，枳壳30g，当归10g，甘草10g，金樱子30g，枣皮15g，川续断15g。

治气虚之子宫脱垂。

**【方二】补肾提宫汤**

黄芪30g，人参10g，山药10g，枳壳30g，金樱子30g，枣皮15g，川续断15g，杜仲15g，菟丝子15g，补骨脂15g，益智15g，肉苁蓉10g。

治肾虚之子宫脱垂。

**【方三】祛湿清热提宫汤**

龙胆10g，苦参10g，土茯苓10g，黄柏10g，泽泻10g，木通6g，车前子10g，柴胡10g，甘草6g，枳壳30g，金樱子30g，老松香10g，枯矾3g。

治湿热下注之子宫脱垂。

## 二、外洗方

**【方一】枳壳五倍子煎**

枳壳100g，五倍子100g。

用法：煎水洗阴部。适用于子宫脱垂无溃烂者。

**【方二】马齿苋煎**

鲜马齿苋100g，败酱草50g，蒲公英50g，枯矾10g。

用法：煎水洗阴部。适用于阴道黄水淋漓者。

乳癖秘方二首

【方一】乳癖荡平汤

夏枯草30g，柴胡10g，郁金10g，法半夏15g，胆南星10g，白芥子6g，生牡蛎30g，醋鳖甲30g，浙贝母15g，生鸡内金15g，生山楂15g，海藻30g，昆布30g，杏仁10g，桃仁10g，当归10g，红花10g，丹参30g，炮穿山甲（代）6g，黄药子10g，玄参10g，青皮10g，陈皮15g，三棱10g，莪术10g，甘草10g。

治正气不虚，肝郁脾虚，痰瘀胶结之各种乳腺肿块。

【方二】补虚荡乳汤

黄芪30g，人参10g，生地黄30g，白芍15g，生鸡内金15g，三棱6g，莪术6g，甘草10g，柴胡10g，瓜蒌10g，熟大黄30g，土鳖虫6g，水蛭10g，牛虻（去足去翅）6g，白土蚕6g，干漆6g，桃仁10g，杏仁10g。

治正气虚弱，肌肤甲错，痰瘀胶结之各种乳腺肿块。

此方在临床中可以补益气血加引药入胸之汤剂送服大黄䗪虫丸替代。

癥瘕方二首

【方一】癥瘕立扫汤

小茴香6g，桂枝10g，川牛膝10g，牡丹皮10g，茯苓10g，赤芍10g，法半夏15g，胆南星10g，白芥子6g，生牡蛎30g，醋鳖甲30g，浙贝母15g，生鸡内金15g，生山楂15g，海藻30g，昆布30g，杏仁10g，桃仁10g，当归10g，红花10g，丹参30g，炮穿山甲（代）6g，炒王不留行30g，枳壳10g，陈皮15g，三棱10g，莪术10g，甘草10g。

治痰瘀胶结于少腹部之各种癥瘕，包括子宫肌瘤，子宫腺肌瘤，附件囊肿，宫颈囊肿等。

【方二】补虚荡瘤汤

黄芪30g，人参10g，小茴香6g，川牛膝10g，生地黄30g，白芍15g，生鸡内金15g，三棱6g，莪术6g，甘草10g，熟大黄30g，土鳖虫6g，水蛭10g，牛虻（去足去翅）6g，白土蚕6g，干漆6g，桃仁10g，杏仁10g。

治正气虚弱，肌肤甲错，痰瘀胶结于少腹部之各种癥瘕，包括子宫肌瘤、子宫腺肌瘤、附件囊肿、宫颈囊肿等。

此方在临床中可以补益气血加引药入少腹部之汤剂送服大黄䗪虫丸替代。

# 不孕症秘方六首

**【方一】暖宫送子汤**

小茴香6g，艾叶10g，吴茱萸10g，附子10g，干姜10g，桂枝10g，巴戟天10g，肉苁蓉10g，菟丝子10g，枸杞子10g，蛇床子10g，覆盆子10g，淫羊藿15g，肉桂（研末分吞）6g，阳起石15g，紫石英15g，鹿茸（研末分吞）3g。

治宫寒不孕。

**【方二】化瘀送子汤**

小茴香3g，干姜3g，香附10g，川牛膝10g，丹参15g，桃仁10g，益母草30g，牡丹皮10g，当归10g，川芎6g，赤芍10g，蒲黄10g，炒五灵脂10g，肉桂（研末分吞）3g，琥珀（研末分吞）10g。

治瘀阻胞宫之不孕。

**【方三】化痰送子汤**

浙贝母10g，法半夏15g，胆南星10g，白芥子6g，茯苓10g，泽泻10g，陈皮15g，枳壳10g，香附15g，苍术15g，白术10g，川牛膝10g，川芎6g，车前子10g。

治痰阻胞宫之不孕。

**【方四】解郁送子汤**

柴胡10g，郁金10g，香附10g，玫瑰花10g，炒白芍30g，枸杞子10g，当归15g，炒白术15g，牡丹皮10g，茯苓10g，天花粉6g，合欢皮10g。

治肝郁不舒之不孕。

【方五】填精送子汤

熟地黄30g，黄精15g，制何首乌15g，枸杞子10g，女贞子10g，菟丝子10g，紫河车10g，枣皮15g，白芍15g，当归15g。

治肾精不足之不孕。

【方六】荣宫送子汤

黄芪30g，人参10g，白术10g，茯苓10g，甘草10g，当归10g，川芎10g，熟地黄10g，白芍10g，酸枣仁10g，五味子10g，枸杞子10g，菟丝子10g，女贞子10g，肉苁蓉10g。

治气血不足之不孕。

以上6方，皆有大量临床成功案例佐证，方子看上去并无新奇之处，但若辨证准确，灵活变通，有的放矢，则无需手术治疗甚至试管婴儿，愚每每看到某些妇科医院大张旗鼓宣传输卵管造影、试管婴儿等，难免一声长叹，祖国医学看不孕症优势很大，只可惜能灵活辨证之专业中医太少，本书若能稍微改善这种状况，善莫大焉。

# 更年除烦汤

黄连3g，胡黄连10g，柴胡10g，银柴胡10g，地骨皮10g，生地黄15g，西洋参6g，生龙骨15g，生牡蛎15g，丹参15g，阿胶10g，肉桂（研末分吞）3g。

治更年期虚烦发热，脾气异常，夜寐不宁。

 # 二陈恶阻汤

法半夏10g，茯苓10g，陈皮10g，砂仁3g，伏龙肝15g，竹茹10g，神曲10g，党参10g，甘草10g，生姜6g。

治妊娠恶阻症见妊娠厌食，恶心呕吐。

# 张胜兵安胎丸

---

菟丝子100g，补骨脂50g，覆盆子50g，枣皮50g，真阿胶50g，维生素E1.5g。

---

治法：水泛为丸，每次6g，日服2次，温开水送服。

治肾虚滑胎，及妊娠下血，胎动不安，胎萎不长，或孕妇腰痛，夜尿频多属肾虚者。

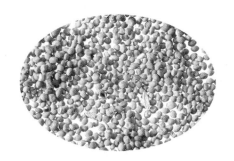

★ 菟丝子

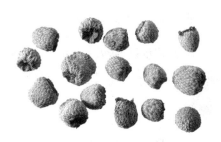

★ 覆盆子

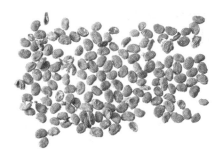

★ 补骨脂

# 通乳四方

【方一】鲫鱼发奶汤

野鲫鱼2条，人参10g，黄芪30g，当归10g，木瓜10g，炒王不留行15g，路路通10g。

治气血虚弱，无奶可下。

【方二】疏肝通乳汤

柴胡10g，玫瑰花10g，丝瓜络10g，青皮10g，川芎10g，当归10g，甘草10g，穿山甲（代）6g，炒王不留行15g。

治肝郁气滞，乳汁不下。

【方三】化痰下乳汤

瓜蒌20g，浙贝母10g，法半夏15g，白芥子6g，胆南星10g，茯苓10g，陈皮15g，青皮10g，漏芦10g，通草10g。

治痰阻乳络，乳汁不下。

【方四】散热通乳汤

夏枯草15g，蒲公英15g，浙贝母10g，连翘10g，赤芍10g，漏芦10g，木通6g，炒王不留行15g。

治热结乳房，乳汁不下。

# 断乳方二首

【方一】通经断乳汤

益母草30g，桃仁10g，红花10g，当归10g，赤芍10g，川牛膝10g，苏木10g，青皮6g，土鳖虫6g，琥珀6g（研末分吞）。

通其月经，使乳随经走，以达断乳之目的。

【方二】麦芽断乳煎

生麦芽60g，炒麦芽60g，远志10g，蝉蜕6g。

健其脾胃，使乳随食消，以达断乳之目的。

关于麦芽断乳资料如下：

麦芽是临床常用之品，为禾本科植物，大麦成熟果实发芽干燥而得。本人在药房工作时，发现相当一部分中医医生认为生麦芽有催乳的作用，炒麦芽有回乳的作用，而一部分则认为生、炒麦芽都有回乳和催乳的作用，关键在于量的大小，因而临床医生都有独到见解，意见颇不一致。针对这一问题，本人查阅了有关文献，现将观点阐述如下，以和大家共同探讨。

古代医药学中《药品化义》："大麦芽……若女人气血壮盛，或产后无儿饮乳，乳房胀痛，丹溪用此二两，炒香捣去皮为末，分作四服立消，其性气之锐，散血行气，迅速如此，勿轻视之。"《医学衷中参西录》："大麦芽，至妇人乳汁为血所化，因其善于消化精微兼破血之性，故又善回乳。入丸散剂可炒用，入汤剂宜生用。"《医学衷中参西录》中并无明确规定回乳用炒麦芽或生麦芽，可见生、熟皆可。《中国药典》："生麦芽，健脾和胃通乳，用于脾虚食少，乳汁郁积；炒麦芽，行气清食回乳，用于食积不消，妇女断乳；焦麦芽，消食化滞，用于食积不调，脘腹胀痛，用量9～15g，回乳炒用60g。"《中药学》："单用生麦芽或炒麦芽120g（或生、炒各60g）用于断乳、乳房胀痛。"

综上之言，可见麦芽的催乳、回乳有以下3个观点：生麦芽通乳，"生"取其"生发"之意，量在30g以下；炒麦芽回乳，"炒"取其"炒枯"之意，量在60g之上。生、炒麦芽均可单独用于回乳，量60～120g。生麦芽、炒麦芽混用用于回乳，量各为60g。

现代药理学研究认为：生麦芽含有麦角胺类化合物，能够抑制催乳素的分泌，从而用于回乳，炒后可破坏麦角胺类化合物，回乳作用减弱。临床上有因服用脉安颗粒（生麦芽、生山楂组成）致哺乳期妇女断乳之说，可见单味生麦芽有回乳作用。然而药理学对生、炒麦芽的研究有片面性，例如单用生或炒麦芽用于催乳尚未研究，因而生、炒麦芽用于催乳的原理用《中医基础理论》和《中医妇科学》上的有关内容来解释。

临床上缺乳的病因病机为：气血虚弱，影响乳汁生成；肝郁气滞，乳汁运行不畅，乳窍不通。前者宜用补益气血的药物，辅以通乳之药，酌加生或炒麦芽。因"见肝之病，当知传脾，当先实脾（《金匮要略》）"，肝气郁结势必影响脾胃的运化功能，脾失健运而缺乳。所以用生或炒麦芽使脾胃功能恢复正常，肝气条达，气血充盈，乳汁自生。

综上可见，麦芽的回乳与催乳作用，不在于炒与否，而在于量的差异。即小剂量消食化滞，疏肝解郁而催乳（用复方）；大剂量消散之力强，耗散气血而回乳（用单方）。

# 美白祛斑效方

【方一】美白祛斑内服方

白术10g，白芍10g，白茯苓10g，白芥子6g，白芷6g，禹白附6g，红花10g，水红花子10g，玫瑰花10g，当归10g，川芎15g，生地黄10g，山间清泉2400ml。

以山间清泉浸泡上药30分钟，武火煎沸，再文火煎至600ml，分3次服用。

治肝郁气滞血瘀而致面部长斑，或血虚肤色苍白无光泽，或脾虚湿气积聚于肌肤而蜡黄，此方集美白祛斑于一体，以山间清泉煎之，集大自然山水灵秀之气于此方中，肤色自然卓然天成。

【方二】美白祛斑面膜方

桃花、红花、月季花、凌霄花、玫瑰花、白芷、白及、白茯苓、白蔹各等份，人奶若干。

将五花四白研末为粉，每次取若干，以人奶调之，敷于面部。人奶可用鸡蛋清替代，但效果大打折扣。

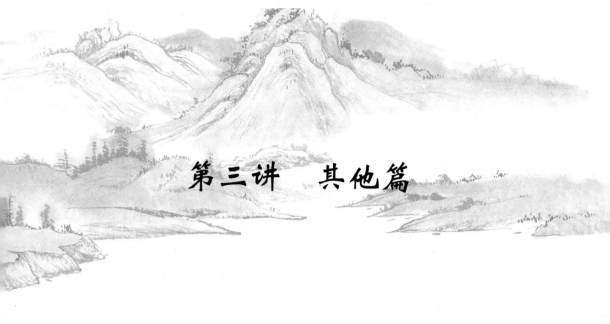

# 第三讲  其他篇

导语：本篇大部分为疼痛疾病，兼录肿瘤、骨科、五官科、皮肤科、男科、儿科等科的代表方，且都为临床所证实之效方，原稿在疼痛方面附有针灸治疗方案，然篇幅有限，故将针灸内容单独作一章节收录于续集之中。至于肿瘤、骨科、五官科、皮肤科、男科、儿科等科将在续集中详细论述，对其理、法、方、药亦会沿袭内科篇之风格，突出《医门推敲》精益求精之宗旨。

# 二龙戏珠攻癌汤

天龙（守宫）6g，生龙骨30g，洗昆布30g，炮甲珠6g，生牡蛎30g，生鳖甲30g，生鸡内金15g，生山楂15g，浙贝母15g，北沙参15g，玄参10g，杏仁10g，夏枯草15g，当归10g，山慈菇15g，制何首乌15g，胆南星6g，藿香10g，广木香10g，藏红花1g（或红花10g），丹参30g，半枝莲15g，黄药子10g，蜈蚣2条，枸杞子30g，炒白术15g，土茯苓30g，海蛤粉30g。

治正气尚足，痰瘀胶结之各种包块、癥瘕、瘿瘤瘰疬、脂肪瘤、囊肿、肌瘤、肿瘤、癌症等。

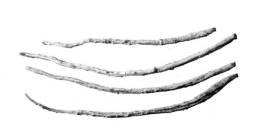

★ 北沙参

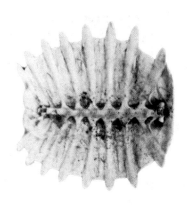

★ 鳖甲

头面部：加蔓荆子10g。

左上肢：加桂枝10g。

右上肢：加桑枝10g。

胸肺部：加全瓜蒌15g，桑白皮10g。

胃肠部：加法半夏10g，粳米10g。

肝胁部：加柴胡10g。

少腹部：加小茴香6g。

下肢部：加川牛膝10g。

皮肤部：加蝉蜕6g。

骨头部：加补骨脂10g，骨碎补10g。

正气不足者：加人参10g，灵芝10g，黄芪30g，或先补正气，再用此方。

脾胃虚弱者：加炒麦芽、炒谷芽、炒神曲、炒山楂、炒鸡内金各10g，或先健脾胃，再用此方。

夜寐不宁者：加柏子仁15g，酸枣仁30g，茯神15g，首乌藤30g。

便溏者：加炒山药15g，炒扁豆10g。

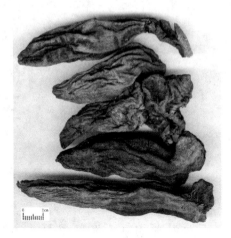

★ 玄 参

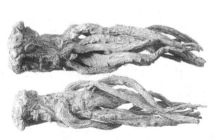

★ 当 归

# 八妙痛风汤

黄柏15g，苍术10g，川牛膝10g，薏苡仁25g，地龙10g，土茯苓25g，滑石粉30g，甘草5g。

治湿热壅滞之痛风。

# 天龙定痉丸

天麻10g，地龙10g，全蝎10g，蜈蚣2条，僵蚕10g，禹白附6g，竹沥半夏10g，白芥子6g，胆南星6g，白芷10g，川芎10g，细辛3g，桂枝10g，羌活10g，防风10g。

治风痰阻络之三叉神经痛、面瘫、面部痉挛、各种面神经炎、头痛等。

# 黄芪加芪五物汤

黄芪30～60g，桂枝15g，生白芍15g，生姜30g，大枣4枚。

治气虚伴营卫虚弱之血痹。肌肤麻木不仁，或肢节疼痛，或汗出恶风，或少气懒言，舌淡苔白，脉微涩而紧或沉细而弱。

本方乃张仲景之黄芪桂枝五物汤加黄芪2～4倍而成，根据气虚程度酌情调整黄芪用量，临床可达到事半功倍之效果。

# 风痰麻木饮

黄芪30～60g，桂枝15g，生白芍15g，老鹳草15g，羌活10g，防风10g，白芥子6g，天南星6g，蜈蚣2条，威灵仙30g，路路通30g，鸡血藤30g，生姜30g，大枣4枚。

治气虚伴风痰阻络之手足麻木或痹症。

# 双活除痹汤

---

羌活15g，独活15g，防风10g，白芷10g，淫羊藿15g，五加皮15g，威灵仙15g，桑寄生15g，狗脊15g，巴戟天10g，肉苁蓉10g，川乌6g，草乌6g，桂枝10g，细辛3g，甘草10g，生姜30g，大枣4枚。

---

治风寒湿邪困体之痹症，症见怕风恶寒，肢体关节酸痛，舌淡苔薄，脉迟或滑缓。

上半身重者：加重羌活用量。

左上肢重者：加重桂枝用量。

右上肢重者：加桑枝15g。

腰部严重者：加重狗脊用量，加杜仲10g。

下半身重者：加重独活用量，加川牛膝10g。

游走性强者：加重防风用量。

疼痛剧烈者：加制马钱子1枚久煎。

久病入络者：加全蝎10g，蜈蚣2条，乌梢蛇10g。

气虚者：加黄芪15～30g。

血虚者：加当归10g，川芎6g。

# 八仙扶老汤

威灵仙10g，仙灵脾（淫羊藿）10g，仙茅10g，炒麦芽、炒谷芽、炒神曲、炒山楂、炒鸡内金各10g，人参10g，黄芪15g，炒白术10g，茯苓10g，甘草10g，当归10g，川芎6g，白芍10g，羌活10g，独活10g，防风10g，松节10g，甘松6g，首乌藤15g，柏子仁10g。

治老年人气血脾胃俱虚伴风湿、类风湿者，症见患者不思饮食，瘦骨嶙峋，周身疼痛，夜不能寐，舌淡苔薄，脉弱者。

 # 跌打立愈汤

羌活15g，桑白皮15g，陈皮15g，沉香15g，锁阳15g，骨碎补15g，补骨脂15g，川牛膝15g，川芎15g，当归15g，红花15g，炒五灵脂15g，白酒为引。

治一切跌打损伤。此方为家传秘方，治跌打损伤不计其数，病一周内，1剂痊愈。病一月内，3剂痊愈。

# 凌波微步汤

威灵仙30~60g，伸筋草30g，路路通30g，炒王不留行30g，鸡血藤30g，木瓜15g，川牛膝10g，独活10g，全蝎10g，蜈蚣2条，土鳖虫10g，乌梢蛇10g，生白芍30g，甘草15g。

治顽固性坐骨神经痛。

夹风湿者：加重独活用量，加淫羊藿、桑寄生、狗脊、五加皮。

伴腰痛者：加怀牛膝、杜仲、川续断。

阳虚重者：加川乌、草乌、附子、肉桂、桂枝。

痛甚者：加制马钱子1枚，久煎。

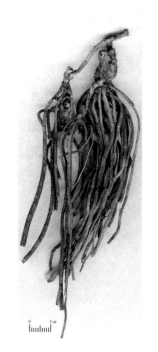

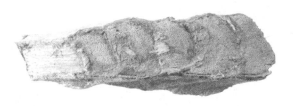

★ 鸡血藤

★ 威灵仙

肩痛定汤

---

　　草薢15g，羌活10g，姜黄10g，乳香10g，没药10g，炒五灵脂10g，桃仁10g，红花10g，法半夏10g，天南星6g，天麻10g，白芷10g，细辛3g，桂枝10g，桑枝10g，全蝎10g，蜈蚣2条，透骨草15g，川乌6g，草乌6g，甘草10g。

---

治顽固性肩周炎。

左肩：加重桂枝用量。

右肩：加重桑枝用量。

气虚：加黄芪。

血虚：加当归。

胃不适：去乳香，没药，加粳米护胃。

夜不能寐：加柏子仁、酸枣仁、首乌藤。

**接骨如神汤**

---

　　煅自然铜15g，土鳖虫10g，补骨脂15g，骨碎补15g，川续断15g，狗脊15g，乳香10g，没药10g，刘寄奴15g，苏木10g，当归15g，丹参30g，益母草30g，泽兰30g，制马钱子（久煎）1g，甘草10g。

---

治一切骨折，肿痛难忍。

肿消者：去益母草，泽兰。

痛消者：去制马钱子。

胃不适：去乳香，没药，加粳米护胃。

愈合后期：酌加健脾胃之品，以助生新之用。

# 偏瘫康复丸

黄芪300g，人参100g，石斛100g，当归20g，川芎20g，赤芍20g，生地黄20g，三七10g，丹参20g，全蝎20g，蜈蚣20g，土鳖虫20g，路路通20g，炒王不留行20g，威灵仙20g，禹白附20g，僵蚕20g，白芥子20g，胆南星20g，防风20g，天麻20g，钩藤20g，赭石20g，补骨脂20g，骨碎补20g，怀牛膝20g，三棱20g，莪术20g，法半夏20g，茯苓20g，陈皮20g，香附20g，木香20g，枳壳20g，泽泻20g，麦冬20g，桂枝20g，白芷20g，石菖蒲20g，冰片20g，甘草20g。

水泛为丸，每次10g，每日3次。

治气虚血瘀，风痰阻络，肝肾两亏之中风偏瘫后遗症，症见半身不遂，口眼㖞斜，言语不清，足膝水肿，举步维艰，手足拘挛。

# 龙潜饮

生龙骨45g，生牡蛎30g，龟板15g，黄柏25g，知母15g，
熟地黄15g，陈皮15g，白芍15g，锁阳6g，干姜3g。

治肝肾阴虚夹湿热之痿证，症见筋骨软弱，腿足消瘦，行走无力甚或瘫软无力起床，舌红苔黄腻，脉细数。

此方脱胎于朱丹溪之虎潜丸，此方并非特为创方而设，盖因无奈之时偶得之，多年前，愚弟接诊一男性农民工患者，42岁，于工地作业之时，突感四肢无力，瘫软倒地，经武汉同济医院各种仪器诊断，结论是一切正常，无法治疗，回家卧床1周后，经人介绍寻求中医至愚弟处，因病人无力下床，愚弟上门应诊，观其筋骨软弱，腿足消瘦，瘫软无力起床，舌红苔黄腻，脉细数。随即想到虎潜丸，然无虎骨此药，遂打电话征求愚之意见，愚以为龙骨乃古代动物骨骼之化石，成分与虎骨类似，遂嘱其以大剂量龙骨替代之，恐其

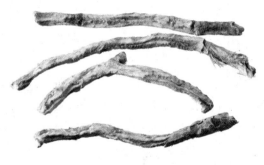

★　知　母

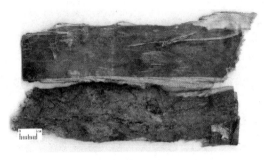

★　黄　柏

171

力度不够，又以生牡蛎辅助之，遂拟方龙潜饮投之，本为尝试性用药，万万未曾预料，2剂后，此人竟起床健步如飞，买烟买酒送至愚弟处，感激涕零，愚与愚弟至今记忆犹新，每每谈及此事，皆感慨古人智慧之深，中医之博大，至此以后，龙潜饮问世，但凡肝肾阴虚夹湿热之痿证，症见筋骨软弱，腿足消瘦，行走无力甚或瘫软无力起床，舌红苔黄腻，脉细数者，投之，皆效，且大都在3剂之内健步如飞。至于脾胃虚弱之痿证，则另当别论，当以健脾胃为大则，速效者少矣，不为本方所主。

## 龙潜饮

阴虚湿热痿无力，
虎骨今用龙骨替。
虎潜已随丹溪去，
龙潜治痿请君记。

腰痛四方

【方一】驱寒祛湿汤

独活15g，干姜15g，茯苓15g，淫羊藿15g，生白术10g，甘草10g，生姜15g。

治寒湿腰痛，症见劳后汗出，身重冷湿，腰及腰以下冷痛，如坐水中。

【方二】六妙汤

黄柏10g，秦艽10g，苍术10g，薏苡仁15g，川牛膝10g，川续断10g。

治湿热腰痛。

【方三】腰痛逐瘀汤

独活15g，沉香10g，川芎10g，当归15g，红花15g，炒五灵脂15g，秦艽6g，锁阳15g，骨碎补15g，川牛膝15g，川续断10g。

治瘀血腰痛。

【方四】独活四虫汤

独活15g，全蝎10g，蜈蚣2条，土鳖虫10g，地龙10g，防风10g，川芎6g，当归10g，红花10g，炒五灵脂10g，秦艽6g，桑寄生15g，狗脊15g，杜仲15g，川续断15g，人参10g，黄芪15g，鹿茸（研末分吞）2g。

治肝肾两亏，气血双虚，风湿困体，久病入络之顽固性老腰痛。

肾虚腰痛之肾阴虚：左归丸（《景岳全书》）。

肾虚腰痛之肾阳虚：右归丸（《景岳全书》）。

# 丁公六藤三蛇汤

---

丁公藤10g，青风藤10g，海风藤10g，络石藤10g，忍冬藤15g，鸡血藤15g，蕲蛇10g，白花蛇10g，乌梢蛇10g。

---

治风湿、类风湿关节炎，症见关节肿大，疼痛难忍；或周身疼痛，坐骨神经痛；或皮肤瘙痒，顽固性皮肤病等。

本方为中病即止之方，丁公藤发汗力强，不可久服，阴虚者慎用。

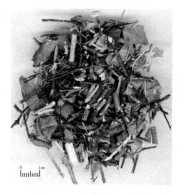

★ 络石藤

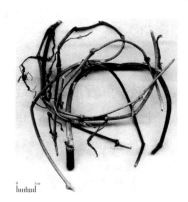

★ 海风藤

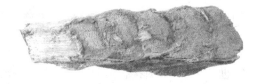

★ 鸡血藤

三叉神经痛四方

【方一】祛风止痛汤

羌活10g，防风10g，荆芥10g，白芷10g，细辛3g，桂枝10g，生白芍10g，生姜15g，大枣4枚。

治风寒袭表之三叉神经痛初起，舌淡苔薄白，脉浮紧。

【方二】镇阳止痛汤

赭石30g，水牛角30g，钩藤10g，刺蒺藜10g，天麻10g，葛根15g，生白芍15g，黄芩10g，川牛膝10g，薄荷10g。

治肝阳上亢，风火上扰之三叉神经痛，舌红苔黄，脉弦数。

【方三】双合止痛汤

桃仁10g，红花10g，赤芍10g，当归10g，川芎20g，生地黄10g，蔓荆子10g，天麻10g，法半夏10g，白芥子6g，胆南星6g，白芷10g，禹白附6g，僵蚕10g，全蝎10g，蜈蚣2条。

治风痰阻络伴气滞血瘀之三叉神经痛，舌黯苔白腻，脉弦或涩。

【方四】温痰定痛饮

附子10g，干姜10g，桂枝10g，羌活10g，法半夏10g，白芥子6g，天南星6g，白芷10g，禹白附6g，僵蚕10g，全蝎10g，蜈蚣2条。

治素体阳虚，寒痰阻络之三叉神经痛，舌淡苔白腻，脉迟或缓。

# 牙痛六方

**【方一】清胃止痛汤**

生石膏30g，知母15g，金银花10g，黄连6g，蝉蜕6g，甘草10g。

便秘者：加大黄（后下）10g，芒硝（冲）10g。

治胃火牙痛。

**【方二】清肝止痛汤**

夏枯草15g，栀子10g，牡丹皮10g，生白芍10g，金铃子6g，蝉蜕6g，甘草10g。

治肝火牙痛。

**【方三】滋阴止痛汤**

生地黄15g，熟地黄15g，玄参15g，麦冬10g，西洋参10g，细辛3g，骨碎补15g。

治阴虚牙痛。

**【方四】风火牙痛饮**

防风15g，白芷10g，细辛10g，花椒10g，枳壳15g，金银花15g，生石膏30g。

治风火牙痛。

**【方五】骨碎补芍药甘草汤**

骨碎补15g，生白芍30～60g，生甘草15～30g。

治顽固性牙痛。

**【方六】虫牙煎**

重楼10g，马鞭草10g，芦根15g。

治虫牙痛。

# 祛脂生发汤

土茯苓30g，苦参15g，薏苡仁30g，茯苓10g，生山楂15g，猪苓10g，泽泻10g，滑石30g，甘草5g，木通6g，丹参30g，牡丹皮10g，川芎15g，当归10g，制何首乌30g，补骨脂15g，枸杞子15g，女贞子10g，墨旱莲15g，黑芝麻30g，白芷10g。

治湿热壅滞之脱发、秃顶、脂溢性脱发。

 # 天蚊明目汤

夏枯草15g，木贼草15g，杭菊10g，茯苓15g，薏苡仁30g，苍术10g，猪苓10g，滑石30g，甘草5g，石菖蒲10g，菟丝子15g，枸杞子15g，覆盆子10g，决明子10g，车前子10g。

治肝肾不足，脾虚湿困之视物不明，或昏花，或眼前似有飞蚊，或飞蚊症，或白内障等。

# 阳和肤康汤

---

附子10g，干姜10g，桂枝10g，黄芪10g，炒白术10g，炒苍术10g，厚朴10g，陈皮10g，茯苓10g，猪苓10g，泽泻10g，滑石18g，当归10g，白芍10g，川芎10g，生地黄10g，何首乌10g，刺蒺藜10g，防风10g，荆芥10g，栀子6g，木通3g，甘草3g，肉桂（研末分吞）3g。

---

治脾肾阳虚，血虚生风，寒湿壅滞于肌肤之牛皮癣（湿寒性白疕）、带状疱疹（湿盛型缠腰火丹）、湿疹（湿疡）、缠腰火丹等各种皮肤病。

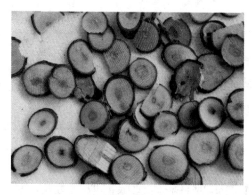

★ 桂 枝

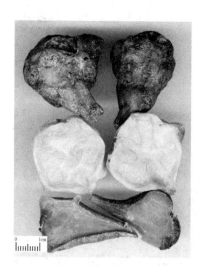

★ 附 子

# 淫羊合欢散

淫羊藿15g，阳起石10g，锁阳10g，肉苁蓉10g，巴戟天10g，补骨脂10g，枣皮10g，熟地黄10g，菟丝子10g，沙苑子10g，覆盆子10g，蛇床子10g，韭菜子10g，桑椹子10g，枸杞子10g，附子3g，肉桂3g，鹿茸3g。

服用方法：研末吞服，亦可水泛为丸，每服6～9g，每日3次。

治肾阳虚之阳痿早泄，本方以淫羊藿为君药，因肾阳虚引起之阳痿早泄，丈夫服之，可使夫妻合欢，家庭和睦，故名淫羊合欢散。

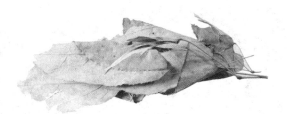

★ 淫羊藿

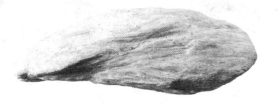

★ 阳起石

# 健儿丸

---

　　炙黄芪10g，生白术10g，炒白术10g，太子参10g，茯苓10g，使君子10g，南瓜子10g，大腹皮10g，槟榔10g，炒麦芽、炒谷芽、炒神曲、炒山楂、炒鸡内金各10g，黄连5g，胡黄连5g，连翘5g，防风5g，甘草5g。

---

　　用法：研末分吞，或为丸，每服3g，每日3次。

　　治小儿疳积并伴体虚易感，症见面色无华，消瘦腹胀，挑食厌食，长期易感或反复呼吸道感染。

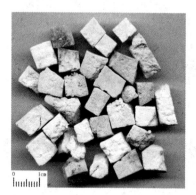

★ 茯 苓

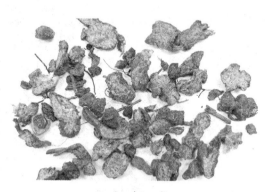

★ 白 术

# 附录　答同道网友书

本书内容自连载以来，有不少网友和同道给予了高度的评价，同时也有人提出很多诚恳的意见和真知灼见，为本书的完善奉献了自己的智慧，笔者在此由衷地感谢。由于工作繁忙，对于提出的问题有些没有及时回复，笔者在此给大家道歉，并予以回复，如有遗漏的，请大家在华夏中医论坛临证荟萃版块留言，笔者会抽空一一回复，感谢大家的理解与支持。

问：中医鬼谷子和鬼谷子有什么渊源？笔名为什么叫中医鬼谷子？

答：这个问题，其实在内科篇11（乙肝转阴秘方）已经给出答案，大家可以回头看看。

问：先生的很多方，虽是原创，但都有前人经方的影子，更像是经方的加减方，有些方是几个经方一起加减而成，如此创方，岂非简单之至？

答：桂枝汤与小建中汤只一味芍药剂量不同，异功散之于四君子汤只多一味陈皮，四君子汤合四物汤名为八珍汤，如此例子不胜枚举，我们不能说小建中汤是桂枝汤的加味方，也不能说异功散是四君子汤的加味方，愚窃以为只要新方有自己特定的适应证，能够有临床疗效支持，那么此方就是继承地发扬前人之经方，即为创新方。

问：在草根网上看到此书内容的连载，75天点击率破百万，请问先生是否请人专门点击呢？

答：笔者平时几个地方轮流坐诊，晚上整理病案，没有时间到处连载此书，武昌的冯遇奇先生非常热衷中医事业，将此书在草根网连载，不曾料想，会有如此点击率，在此感谢冯先生的热情传播，但请人专门点击是子虚乌有，在此以正视听。

问：妇科篇后面几节缺少病案，其他篇除了龙潜饮，其他皆无病案。不知续集何时出版，是否会有精彩病案补充？

答：此书字数已达既定出版要求之上限，故省略部分病案及理法方药的详解。在明年（2017年）出版的续集中，将会有增补的妇科章节，更有其他篇的各个独立章节进行补充，以延续内科篇精益求精之推敲风格。敬请关注为感！

# 致 谢

　　本书得以面世，前后用了近8年时间。早在2008年，笔者就着手筹备此书，并开始收集整理前辈的临床经验，自己微不足道的临床感悟也整理成册。此书手稿几经修改完善，后连载在华夏中医论坛临证荟萃版块，得到广大同道网友及前辈专家的认可，又经论坛版主王家祥老师的推荐，本书才得以出版与大家见面，在此向华夏中医论坛致敬，感谢这个中医平台，特别感谢版主王家祥老师的错爱与大力支持。

　　由于本人一直在基层临床，诊治疾病涉及内、外、妇、儿、五官科、骨科、男科等多个领域，治疗方法包含中医中药、针灸理疗、常见西药等多种手段。然本书篇幅有限，故此书还会有续集，本人虽资质有限，但诚心躬身临床第一线，愿毕生笔耕不辍，留些许不成熟之经验与世人，以慰平生。

---

　　**特别说明：**此书在论坛和网上的书名为《杏林探微——张胜兵临证心悟》，《医学衷中参西录续——中医鬼谷子医经》。作者电话：18771118080。

# 中国科学技术出版社医学分社图书书目

| ISBN | 书　名 | 作　者 |
|---|---|---|
| **名家名作** | | |
| 978-7-5046-7359-6 | 朱良春精方治验实录 | 朱建平 |
| 978-7-5046-8287-1 | 柴松岩妇科思辨经验录：精华典藏版 | 滕秀香 |
| 978-7-5046-8136-2 | 印会河脏腑辨证带教录 | 徐远 |
| 978-7-5046-8137-9 | 印会河理法方药带教录 | 徐远 |
| 978-7-5046-7209-4 | 王光宇精准脉诊带教录 | 王光宇 |
| 978-7-5046-8064-8 | 王光宇诊治癌症带教录 | 王光宇 |
| 978-7-5046-7569-9 | 李济仁痹证通论 | 李济仁，仝小林 |
| 978-7-5046-8168-3 | 张秀勤全息经络刮痧美容（典藏版） | 张秀勤 |
| 978-7-5046-9267-2 | 承淡安针灸师承录（典藏版） | 承淡安 |
| 978-7-5046-9266-5 | 承淡安子午流注针法（典藏版） | 承淡安 |
| **经典解读** | | |
| 978-7-5046-9473-7 | 《内经》理论体系研究 | 雷顺群 |
| 978-7-5046-8124-9 | 新编《黄帝内经》通释 | 张湖德 |
| 978-7-5046-8691-6 | 灵枢经讲解——针法探秘 | 胥荣东 |
| 978-7-5046-7360-2 | 中医脉诊秘诀：脉诊一学就通的奥秘 | 张湖德，王仰宗 |
| 978-7-5046-9119-4 | 《医林改错》诸方医案集 | 甘文平 |
| 978-7-5046-8146-1 | 《醉花窗》医案白话讲记 | 孙洪彪，杨伦 |
| 978-7-5046-8265-9 | 重读《金匮》：三十年临证经方学验录 | 余泽运 |
| 978-7-5046-9163-7 | 《药性歌括四百味》白话讲记① | 曾培杰 |
| 978-7-5046-9205-4 | 《药性歌括四百味》白话讲记② | 曾培杰 |
| 978-7-5046-9277-1 | 《药性歌括四百味》白话讲记③ | 曾培杰 |
| 978-7-5046-9278-8 | 《药性歌括四百味》白话讲记④ | 曾培杰 |
| 978-7-5046-9526-0 | 《药性歌括四百味》白话讲记⑤ | 曾培杰 |
| 978-7-5046-9527-7 | 《药性歌括四百味》白话讲记⑥ | 曾培杰 |
| 978-7-5046-9528-4 | 《药性歌括四百味》白话讲记⑦ | 曾培杰 |

| ISBN | 书 名 | 作 者 |
|---|---|---|
| 978-7-5046-9529-1 | 《药性歌括四百味》白话讲记⑧ | 曾培杰 |
| 978-7-5046-9487-4 | 《药性歌括四百味》白话讲记⑨ | 曾培杰 |
| 978-7-5046-7515-6 | 病因赋白话讲记 | 曾培杰，陈创涛 |
| 978-7-5236-0013-9 | 《运气要诀》白话讲记 | 孙志文 |
| 978-7-5236-0189-1 | 《脾胃论》白话讲解 | 孙志文 |
| **临证经验（方药）** | | |
| 978-7-5236-0051-1 | 中成药实战速成 | 邓文斌 |
| 978-7-5236-0049-8 | 用中医思维破局 | 陈腾飞 |
| 978-7-5046-9072-2 | 误治挽救录 | 刘正江 |
| 978-7-5046-8652-7 | 经方讲习录 | 张庆军 |
| 978-7-5046-8365-6 | 扶阳显义录 | 王献民，张宇轩 |
| 978-7-5236-0133-4 | 扶阳临证备要 | 刘立安 |
| 978-7-5046-7763-1 | 百治百验效方集 | 卢祥之 |
| 978-7-5046-8384-7 | 百治百验效方集·贰 | 张勋，张湖德 |
| 978-7-5046-8383-0 | 百治百验效方集·叁 | 张勋，张湖德 |
| 978-7-5046-7537-8 | 国医大师验方秘方精选 | 张勋，马烈光 |
| 978-7-5046-7611-5 | 悬壶杂记：民间中医屡试屡效方 | 唐伟华 |
| 978-7-5236-0093-1 | 悬壶杂记（二）：乡村中医 30 年经方临证实录 | 张健民 |
| 978-7-5046-8278-9 | 男科疾病中西医诊断与治疗策略 | 邹如政 |
| 978-7-5046-8593-3 | 百病从肝治 | 王国玮，周滔主 |
| 978-7-5046-9051-7 | 基层中医之路：学习切实可行的诊疗技术 | 田礼发 |
| 978-7-5046-8972-6 | 广义经方群贤仁智录（第一辑） | 邓文斌，李黎，张志伟 |
| 978-7-5236-0010-8 | 杏林寻云 | 曹云松 |
| 978-7-5236-0223-2 | 打开经方这扇门 | 张庆军 |
| **临证经验（针灸推拿）** | | |
| 978-7-5046-9477-5 | 针刀治疗颈椎病 | 陈永亮，杨以平，李翔，陈润林 |

| ISBN | 书　名 | 作　者 |
|---|---|---|
| 978-7-5046-9378-5 | 岐黄针疗法精选医案集 | 陈振虎 |
| 978-7-5046-7608-5 | 振腹推拿 | 付国兵，戴晓晖 |
| 978-7-5046-8812-5 | 陈氏气道手针 | 陈元伦 |
| 978-7-5046-9077-7 | 管氏针灸门墙拾贝 | 管遵惠，管傲然，王祖红，李绍荣 |
| 978-7-5046-9610-6 | 针灸治疗与解惑（典藏版） | 王启才，张燕，郑崇勇，钱娟，曹雪梅 |
| **临证传奇丛书** | | |
| 978-7-5046-7540-8 | 临证传奇：中医消化病实战巡讲录 | 王幸福 |
| 978-7-5046-8150-8 | 临证传奇·贰：留香阁医案集 | 王幸福 |
| 978-7-5046-8151-5 | 临证传奇·叁：留香阁医话集 | 王幸福 |
| 978-7-5046-8324-3 | 临证传奇·肆：中医求实 | 周忠海 |
| **王幸福临证心悟丛书** | | |
| 978-7-5046-7207-0 | 用药传奇：中医不传之秘在于量（典藏版） | 王幸福 |
| 978-7-5046-7305-3 | 杏林薪传：一位中医师的不传之秘 | 王幸福 |
| 978-7-5046-7306-0 | 医灯续传：一位中医世家的临证真经 | 王幸福 |
| 978-7-5046-7307-7 | 杏林求真：跟诊王幸福老师嫡传手记实录 | 王幸福 |
| **幸福中医文库丛书** | | |
| 978-7-5236-0015-3 | 用药秘传：专病专药的独家秘要 | 王幸福 |
| 978-7-5236-0016-0 | 医方悬解：成方加减用药的诀窍 | 王幸福 |
| 978-7-5236-0014-6 | 医境探秘：成为名中医的秘诀 | 张博 |
| 978-7-5236-0012-2 | 医案春秋：老中医临证一招鲜 | 张博 |
| 978-7-5236-0091-7 | 医海一舟：必不可少的主药与主方 | 巩和平 |
| 978-7-5236-0158-7 | 临证实录：侍诊三年，胜读万卷书 | 张光 |
| 978-7-5236-0615-5 | 青囊奇术：经典方药举一反三 | 张博 |
| 978-7-5236-0614-8 | 诊籍传秘：临证各科得心应手 | 张博 |
| **周易医学、运气学说** | | |
| 978-7-5046-8255-0 | 《黄帝内经》七论新编 | 阎钧天 |